Inhalt

Vorwort

Wir leben in einer unglaublich aufregenden Zeit für natur-heilkundige Erkenntnisse. Wie konnte Leben überhaupt entstehen? Wie konnte sich aus kleinsten chemischen Formen Bewusstsein entwickeln? Diese Fragen sind so alt wie die Menschheit selbst. Auf übersinnliche Deutungen ist heutzutage niemand mehr angewiesen. Wir erkennen mehr und mehr, dass das Kranksein nicht nur mit bio-logischen Abläufen zu tun hat, sondern im besonderen Maße auch mit unserer individuellen und unmittelbar er-lebten Lebensgeschichte in unserer sozialen Umgebung zu-sammenhängt. Diesen ursächlich wirkenden Hintergrund der persönlichen Lebensverstimmung zu erkennen und zu wenden, ist das zentrale Anliegen meiner Arbeit und dieses Buches.

Es ist der Entwurf für einen systemisch-soziologischen Ansatz zum Verständnis des menschlichen Daseins. Doch Achtung: Die Vorstellungen, die ich hier präsentiere, stim-men wahrscheinlich nicht mit denen überein, an die Sie gewöhnt sind. Ich werde eine Sicht vortragen, die uns das eine oder andere Mal an den Rand des Unfassbaren bringt, und die Gefahr besteht, dass Sie dabei die Fassung verlieren.

Als systemischer Berater und Trainer für Leistungssteige-rungen ist meine Aufgabe die Unterstützung und Beratung in der Bewältigung von schweren Krankheiten und Kon-flikten in der Familie, im Beruf oder im Sport. Meine täg-liche Arbeit ist es, mit den erkrankten Menschen schwere Zeiten sicher zu meistern und die Gefühle, die auf Eis liegen, abzuschmelzen, neue Kräfte zu mobilisieren und neue Zukunftsperspektiven zu gewinnen, *bis das Leben wieder gelingt!*

In den vergangenen zwölf Jahren durfte ich Tausende von Menschen jeden Alters und jeder Lebenseinstellung kennenlernen, mit ihnen diskutieren, sie beobachten und vor allem mit ihnen an den unterschiedlichsten Problemen arbeiten. Viele konnten dabei ihre Lebenserschütterungen lehrbuchartig herbeten, aber ihre Krankheiten und Konflikte hatten sie nach jahrelanger Therapie immer noch. Die grundlegende Wahrheit ist, dass wir nicht in irgendeinem Sinn von außen eingestellt werden können, sondern wir müssen uns selbst einstellen. Persönliches Wachstum vollzieht sich nicht allein, sondern muss selbst aktiv betrieben werden – sonst stagniert man in seinen Möglichkeiten und unsere körperlichen und seelischen Störungen werden chronisch.

Die Welt der Krankheit ist systematisiert, katalogisiert und kartographiert, doch bleibt im Einzelfall unklar, warum Menschen bis ins hohe Alter ein gesundes Leben führen, andere dagegen schon früh an schwerwiegenden Erkrankungen und Konflikten leiden.

Das wirft jede Menge Fragen auf. Was trägt zur Krankheit bei? Was zur Gesundheit? Was muss getan werden, um Krankheiten und Konflikte abzuschmelzen? Wie ist das menschliche Dasein überhaupt konstituiert?

In diesem Buch gebe ich Antworten darauf, was Menschen *in dieser Zeit* wissen und können müssen, wenn sie in ihrem Leben gesund und erfolgreich sein wollen. Jede Antwort, die ich vortrage, ist bereits mehrfach mit Erfolg im Leben vieler Teilnehmer umgesetzt worden.

Schließlich sind wir nicht mehr im Zeitalter der Dampfmaschine, in der ausschließlich das Ursache-Wirkungs-Prinzip

Die Geschichte des Überlebens

Unsere körperliche Ähnlichkeit weist uns als ein Mitglied eines Familiensystems aus. Dabei ist die Geschichte des Familiensystems die Geschichte des Überlebens. Genauer gesagt: Es ist die Geschichte, *wie* Menschen lebten, miteinander umgegangen sind, was sie erlebt haben und *wie* sie sich zu den Lebensumständen und –ereignissen verhalten haben.

Damit stellt sich das Familiensystem als grundlegende Quelle unserer *geistigen Personalität* dar. Dann muss auch hier der Schlüssel liegen, der die Tür zu der geheimnisvollen Welt von Gesundheit, Krankheit, Langlebigkeit, Vitalität und emotionaler Stärke oder Schwäche öffnet. Es gibt keine richtige oder falsche Lebensweise, sondern nur Interpretationen von Lebensumständen und entsprechenden Entscheidungen, abhängig von unserer systemischen Prägung und Konditionierung.

Den Menschen allein in biologisch-chemischen Abläufen zu sehen ist eine unangemessene Einschränkung, die dazu führt, dass wir bereits dazu neigen, die *Symptome zu therapieren, anstatt die Ursache!*

Ein ganz besonderer Stoffwechsel

Lebendige, komplexe Systeme kommunizieren, tauschen aus und stoffwechseln – an den entsprechenden Schnittstellen fallen die Entscheidungen zu der einen oder anderen Entwicklung, zu Krankheit oder Gesundheit. Nicht nur Viren, Bakterien, Pilze und Giftstoffe, sondern auch emotionale Erschütterungen stoffwechseln mit unserem Körper. Es kommt zu Stoffwechselstörungen und Lebensstörungen. Unser körpereigener Schutzwall bricht.

Autoimmunerkrankungen – ein überschießendes Immunsystem zerstört Gesundes – finden ihren Nährboden auch immer in erschütternden bzw. belastenden Jugenderlebnissen.

Wie Proteinmoleküle Eigenschaften besitzen, die keines der Atome aufweist, aus welchen sie zusammengesetzt sind, so entwickelt auch der Mensch bestimmte Eigenschaften, die sich aus seiner genetischen Ausstattung nicht ableiten lassen. Unsere geistige Personalität ist damit nicht die Summe von Systemteilen, wie Vater und Mutter, Großeltern und vielen Anderen mehr, sondern ein evolutionäres Phänomen, das sich aus biologischer Sicht nicht hinreichend erklären lässt.

Erst die Beziehung zwischen den einzelnen Systemelementen verursacht das Erscheinen von evolutionären Phänomenen auf der ganzheitlichen Ebene.

Prolog

Gefrustet im Berufsalltag oder auch nur gestresst, ange-macht von irgendwelchen Vorgesetzten, Mitarbeitern oder Kunden, aufgeregt über Sachen, die wieder einmal nicht geklappt haben, bei der Heimfahrt im Stau gestanden, und dann kommen wir endlich zu Hause an. An den Kühlschrank, ein Bier holen, jetzt so richtig ausspannen, Radio oder Fern-seher an, Zeitung lesen.

Es ist nicht schwer zu erkennen, dass ein solcher Tagesab-lauf, wie er für viele Mitbürger die Normalität ist, eigentlich sinnlos und daher auch nicht sehr gesund ist. Täglich können wir in den Medien Berichte lesen über die Zivilisationskrank-heiten unserer Zeit. Trotz der gigantischen Ausgaben im Gesundheitswesen will es einfach nicht gelingen, dass wir gesünder werden. Und allenthalben wird über die Krank-heit mit vielen guten Ratschlägen geschrieben. Dabei ist das Wissen kein Problem – aber sinnvoll etwas zu ändern ist fast ein Ding der Unmöglichkeit. Bemüht man sich dagegen um eine sinnvolle Verbindung, fallen einem zahlreiche Miss-verständnisse, Irrtümer und Irrlehren ins Auge, die es im Management des Lebens gibt. Sie aufzudecken und sinnvolle Lösungen aufzuzeigen ist eine Absicht von mir und der von mir entwickelten systemisch-energetischen Dialektik, kurz SED®-Methode genannt.

Die systemisch-soziologische Konzeption

Die systemisch-soziologische Konzeption des Menschen als linguierendes Lebewesen definiert ihn als biologisch-individuelles und kommunikatives Lebewesen, das zugleich biologisch autonom und sprachlich bedingt ist und damit auf andere, ihm ähnliche Lebewesen angewiesen ist. Mit anderen Worten: Mein *Ich* gewinne ich erst in einem wechselseitigen, kommunikativen Handlungsprozess mit dem *Anderen*. Ist der *Andere* nicht vorhanden, haben wir auch keinen kommunikativen Handlungsprozess und somit auch kein *Ich*. Das Ich findet sich nur in einem kommunikativen Handlungsprozess, in einem Miteinander mit dem Anderen.

Betrachten wir dazu folgenden Satz: Ich besuche dich. Zwischen dem Subjekt (Ich) und dem Objekt (Du) haben wir das Prädikat (besuche), das als Satzaussage einen kommunikativen Handlungsprozess beschreibt. *Erst das Prädikat schafft zwischen Subjekt und Objekt eine Verbindung. Ohne Prädikat ist jede Aussage inhaltsleer.*

Es ist also das Prädikat, das Subjekt und Objekt bestimmt. Spüren Sie es nach und entscheiden Sie selbst: Was macht es für einen Sinn, sich als Therapeut oder Trainer mit dem Subjekt oder dem Objekt zu beschäftigen, wenn doch der Handlungsprozess zwischen beiden ausschlaggebend ist?

Was dem Menschen wirklich entgegensteht, ist die Gegenständlichkeit der von ihm selbst hergestellten Welt.

Krankheiten werden in uns geboren. Richtig. Aber sie gerinnen am Handlungsprozess zwischen Subjekt und dem Objekt. Eine Therapie, die sich an dem Subjekt oder am Objekt orientiert und nicht an dem vorliegenden Handlungsprozess, kann zwar die *Lebensquantität verlängern, aber nicht sonderlich die Lebensqualität.*

Subjekt-Objekt-Spaltung überwinden

Mit der SED®-Methode ist es mir gelungen, die Subjekt-Objekt-Spaltung zu überwinden, was sehr wirksam und manchmal schon wundersam zur Lösung von körperlichen und seelischen Störungen beiträgt. Sigmund Freud, Alfred Adler, Carl Gustav Jung und viele andere waren die Wegbereiter für die Akzeptanz in der Schulmedizin, dass die Verdrängung seelischer Problematiken zu Fehlfunktionen des Körpers führt. Die *systemisch-soziologische Konzeption* ist der Wegbereiter für das Verständnis, dass seelische und körperliche Störungen nicht in erster Linie ein biologischer Ausdruck des einzelnen Subjekts sind, sondern ein sozialer Ausdruck kommunikativer Handlungsprozesse, an denen auch kommunikativ gearbeitet werden kann. Und: *Prozesse sind veränderbar.*

Die Kommunikation als Heilmittel?

Im Coaching geht nichts anderes vor als ein Austausch von Worten zwischen dem Klienten und dem Coach. Doch bis heute tobt ein heftiger Kampf zwischen den unterschiedlichen Therapieformen darüber, ob und welche therapeutische Wirkung das Wort hat. Aus systemischer Sicht ist festzustellen, dass das Sprechen über sich und das Leiden keine Erlösungskraft haben. Nur durch das Reden wird man nicht frei von seiner sozialen Leidensgeschichte – wird man nicht der Mensch, der man ohne diese Geschichte hätte werden können. Das Sprechen über sich selbst kann uns nicht von der eigenen Geschichte erlösen. *Die Veränderungskraft der Sprache liegt in der Analyse, wie wir sprechen.*

Die Analyse, wörtlich aus dem Griechischen übersetzt „*Auflösung*", wie wir sprechen, erlöst uns nicht von der eigenen Lebensgeschichte, wohl aber vermag sie, unsere bisherige, krankmachende Beziehung zur eigenen Geschichte *aufzulösen*!

Die Analyse darüber, *wie* wir über unsere Beziehungen sprechen, hat eine heilsame Wirkung und bewirkt eine emotionale Auflösung.

Deshalb ist es wichtig, dass es in dem Gespräch zu Worten kommt, die bisher in der Beziehung zu der Geschichte nicht gesprochen wurden. Nur so kann der Klient neue Erfahrungen machen; nämlich neue Beziehungen zu seinen Erfahrungen in der Vergangenheit. Wir können unsere eigene Vergangenheit nicht mehr verändern, aber unsere Beziehungen zu dem Vergangenen.

Unsere geistige Personalität ist kein Ding

Diese kommunikativen Handlungsprozesse, Ausdruck unserer sozialen Lebensgesichte, repräsentieren unser Bewusstsein – unsere geistige Personalität. Und diese geistige

Personalität ist ganz bestimmt kein Ding, sondern ein Prozess – der eigentliche Lebensprozess. Dazu eine kleine Geschichte:

Der Sultan hatte in der Nacht alle Zähne verloren. Am nächsten Tag ließ er nach einem Seher (heute: Coach) rufen. Er fragte ihn, was das zu bedeuten hat. Der Seher rief aufgelöst und entsetzt über diese Tatsache: Oh Herr, welch ein Unglück, alle deine Angehörigen sterben vor dir! Das gefiel dem Sultan überhaupt nicht und er ließ dem Seher 50 Stockhiebe geben. Er schickte nach einem neuen Seher. Dieser antwortete fröhlich:

Oh Herr, welch ein Glück, du überlebst alle deine Angehörigen! Das gefiel dem Sultan und er beauftrage seinen Schatzmeister, dem Seher 50 Goldstücke auszuhändigen. Auf dem Weg zur Schatzkammer sagte der Schatzmeister zum Seher: Ich verstehe das nicht, ihr habt doch beide die gleiche Tatsache ausgedrückt. Der Seher antwortete ihm: Es kommt nicht darauf an, was geschehen ist, sondern *wie* man damit umgeht.

In meiner kleinen Geschichte entscheidet das *Wie,* und das ist immer ein kommunikativer Handlungsprozess, ob wir in unserem Leben 50 Stockhiebe oder 50 Goldstücke bekommen.

Wenn wir Veränderungen in unserer augenblicklichen Gegenwart wünschen und lieber 50 Goldstücke bekommen möchten, statt 50 Stockhiebe, dann muss sich unsere Betrachtungsweise der kommunikativen Handlungsprozesse der Vergangenheit ändern. *Die Vergangenheit selbst ist unveränderbar, sie bedingt uns, sie bewirkt nichts.* Unsere kommunikativen Handlungsprozesse *zu* den Personen und den Ereignissen bewirken und gestalten unser Leben. Erkennen wir diesen alles entscheidenden Lebensumstand, gewinnen wir gegenüber dem scheinbaren Chaos und der gewünschten Ordnung eine Sinnhaftigkeit für unser Leben.

Krankheit – Ausdruck einer sozialen Leidensgeschichte

Damit ist für mich Krankheit eine fortgeschrittene Folge und Ausdruck einer sozialen Leidensgeschichte. Krankheiten wie Krebs, Magersucht, Fibromyalgie usw. erzählen dem aufmerksamen Zuhörer eine Geschichte. Sie erzählt von dem *Wie* zwischen Subjekt und Objekt und *wie* damit umgegangen wurde.

Der Heuschnupfen der Tochter ist Ausdruck eines Kindes, das der Mutter als treue Fahnenträgerin folgt, sich aber mit der Art und Weise, *wie* Mama mit Papa umgeht, nicht arrangieren kann. Doch sie scheut die Auseinandersetzung mit der Mutter und so kommt es zur negativen Rückkopplung im Körper als allergische Reaktion. Die Allergie ist also eine mangelnde Selbstunterscheidung, in diesem Beispiel, zur Mutter hin.

Die Magersucht hingegen ist ein Kampf gegen Integration und deutet auf eine schwierige Position der betroffenen Person innerhalb der Familie hin. Die Magersucht erzählt von „hier möchte ich nicht integriert sein", was sie tatsächlich dann im Körper repräsentiert. Damit ist Krankheit eine fortgeschrittene Folge einer Repräsentation von Prozessen.

Wer an dieser Stelle noch glaubt, dass Allergien etwas mit Allergenen zu tun haben, statt mit einer Fehlinterpretation unseres Bewusstseins, und dass die Magersüchtige eine Fehlschaltung im Organismus hat, steht vor den großen Bergen seines Glaubens, die die Wirklichkeit gekonnt verbergen.

Dann braucht es einen wirksamen Mit-Arbeiter, der mit uns gemeinsam unsere Einstellungen zu den sprichwörtlichen Bergen entbindet. *Denn wir wissen ja, unser Denken kann Berge versetzen, die Krankheit besiegen und unsere Ängste und Zwänge lösen.*

Die Welt der Krankheit

Die Welt der *Krankheit* ist systematisiert und kartographiert. Über die Welt des Kranken selbst, die Welt des subjektiven Empfindens von *Kranksein*, von seelischer Not und Elend hingegen wissen wir wenig. Es ist die Welt des sprachlosen Leids, der stillen Tiefe der Not, der Ohnmacht, des Verlorenseins, des Ausgeliefertseins an eine naturwissenschaftliche Hightech-Medizin und deren meist unterentwickelte Fähigkeit zum Mitleid, zum Mitgefühl und zur empathischen Kommunikation.

Wir brauchen nicht nur den wissenschaftlich-technologischen Fortschritt in der Medizin, sondern – noch viel dringender – einen Fortschritt einer *schützenden* Kommunikation zwischen der Medizin und den Menschen, die zu ihr *Zuflucht* nehmen. Krankheit ist in erster Linie eine emotionale und soziale Leidensgeschichte und danach erst eine Geschichte organischer Funktionsstörungen.

Der Schrei der Patienten nach kommunikativer Zuwendung wird das Medizinsystem verändern. Eine schützende Kommunikation in der Medizin ist nicht nur *ein* peripherer, sondern *der* zentrale Faktor von Heilungsprozessen.

Um das Wesen von Kranksein zu verstehen, müssen wir zunächst das menschliche Dasein verstehen. Wenn wir verstehen, was menschliches Dasein wirklich ist, haben wir Antworten auf unsere Krankheiten. *Wir sollten uns nicht länger mit der Krankheit im Menschen beschäftigen, sondern mit dem menschlichen Dasein in der Krankheit.*

Das menschliche Dasein

Der Mensch ist ein Säugetier und damit in jedem Augenblick äußeren Bedingungen ausgesetzt. Niemand ist frei *von* den täglichen Bedingungen des Lebens. Doch im Gegensatz zu unseren Artgenossen hat der Mensch eine besondere Dimension der Freiheit, nämlich der Stellungnahme *zu* den Bedingungen. Was den Menschen wirklich von allen anderen Lebewesen unterscheidet, ist seine Fähigkeit, frei und verantwortlich zu seinem Schicksal Stellung zu nehmen, Werte zu verwirklichen und sein Leben **zu** den Bedingungen zu gestalten. *Nie ist der Mensch seinen Lebensumständen hilflos ausgeliefert.*

Damit ist der Mensch nicht ein körperlich-seelisches Wesen, das sich geistig transzendieren bzw. geistige Erfahrungen sammeln muss. Wenn wir den Satz umdrehen, macht er viel mehr Sinn.

> *Der Mensch ist in erster Linie ein geistiges Wesen, das aufgrund seiner geistigen Kraft der Interpretationen und Unterscheidung jede Menge körperliche und seelische Erfahrungen macht.*

Seine geistige Stellungnahme zu den Bedingungen ist der Urknall seiner Realität von Krankheit oder Gesundheit. Seelische oder körperliche Krankheiten sind demnach nicht „Ausguss instabiler Organe", sondern sind „Ausdruck instabil empfundener sozialer Lebensbedingungen". Dazu folgendes Beispiel.

Der Baum ohne Blätter

Eine Teilnehmerin, etwa 45 Jahre alt. Wir hatten schon bezüglich ihrer starken Rückenschmerzen und zahlreichen anderen körperlichen Schmerzen einige Vorgespräche am Telefon geführt und sitzen uns jetzt in einem systemischen Einzelgespräch gegenüber. Sie spricht darüber, wie sie sich an die Wand gedrückt fühlt. Und wenn sie schon so darüber spricht, dann hatte sie schon immer ein Gefühl im Körper verspürt, mit dem Rücken an der Wand zu stehen. Ich bitte sie, mir das zu demonstrieren und sich an die Wand zu stellen. Sie stellt sich mit dem Rücken an die Wand und bekommt dabei starke emotionale und körperliche Reaktionen. Eine tiefe Traurigkeit und eine bodenlose Erschöpfung sowie Atemnot nehmen sie gefangen. Sie kennt diese Emotionen und körperlichen Symptome sehr gut, begleiten sie sie doch schon seit Jahren. Doch schnell fällt uns auch auf, dass sie sich nicht zur Wehr setzt und sich nicht im Geringsten bemüht, von der Wand wegzukommen. Völlig blockiert und antriebslos, wenn es erst so weit gekommen ist. Immer wieder kommt sie in diese Situation und fühlt sich dann an die Wand gedrückt. Von der Familie, von der Arbeit und auch von der finanziellen Situation.

Ich bitte sie, in diesem Augenblick ihre Augen zu schließen und mir ein Symbol für ihre Thematik „Mit dem Rücken an der Wand stehen" zu beschreiben. Sie beschreibt mir einen Wald, in dem es eine Lichtung gibt. Auf dieser Lichtung steht ein Baum ohne Blätter. Ein Baum ohne Blätter, der den ganzen Wald dominiert. Alle anderen Bäume werden von diesem einen Baum, der keine Blätter hat, dominiert und bilden einen Kreis um ihn. Und während sie mir alles beschreibt, fängt sie ganz tief an zu weinen und zittert am ganzen Körper. *„Jetzt verstehe ich, was los ist. Dieser Baum ohne Blätter ist meine behinderte Schwester."*

Meine Teilnehmerin war drei Jahre alt, als ihre Schwester behindert zur Welt kam. Es war für die ganze Familie ein großer Schicksalsschlag, der alle zwischenmenschlichen Beziehungen auf einen Schlag veränderte. Fortan stand die behinderte Schwester im Blickfeld der Familie. Sie selbst zählte nichts mehr und sie durfte nichts mehr sagen. Und wenn sie sich wehren wollte, hieß es: „Das macht man nicht. Du hast Rücksicht zu nehmen auf deine behinderte Schwester."

Unter Tränen erkennt sie den tiefen Sinn ihrer Emotionen und ihrem Verhalten. Sie beginnt sich von der Wand zu lösen und sagte zu mir: „Ich darf mich auch zeigen. Und ich darf mich zur Wehr setzen."

Bei allem Wir-Gefühl, es muss auch ein ICH geben!

Menschen erkranken sozial

Die einfache Wahrnehmung unserer Lebensbedingungen und deren emotionale Verarbeitung addieren sich zu komplexen Verhaltensformen in der Seele und im Körper und bilden das Fundament von Entstehung und Fortschreiten einer Erkrankung. Kurz gesagt, unsere emotionale und soziale Leidensgeschichte spielt bei der körperlichen und seelischen Entwicklung eine wesentliche Rolle. Große persönliche Verluste, vor allem der Verlust von wichtigen Bezugspersonen, führen in körperliche und seelische Krankheiten.

Verwitwete Menschen haben eine drastisch erhöhte Krebssterblichkeitsrate, selbst wenn der Lebenspartner nur als empfunden „verloren gegangen" ist, zum Beispiel, wenn der Ehepartner fremdgegangen ist.

Pensionierte Männer, egal ob sie mit 40, 50 oder mit 65 pensioniert werden, haben eine stark erhöhte Krankheitsrate.

Schwere Lebenskonflikte und -katastrophen in der Familie, die große Sorgen und Kummer mit sich bringen, sind der Boden für eine Erkrankung. Der Ausbruch einer Gürtelrose, ein Hautausschlag, durch Viren verursacht, ist ein Indiz für emotionalen Stress mit momentanen Lebensbedingungen, die unser Immunsystem schwächen. Erst in einem geschwächten Immunsystem können sich Viren ihren Lebensraum verschaffen. Medikamente sind in der akuten Erkrankung erforderlich, denn sie mildern die Wirkungen. Sie lösen nicht die Ursache. Doch solange die Lebensumstände aufrechterhalten bleiben wird sich im Krankheitsbild keine wirkliche Veränderung ergeben und es wird chronisch.

Eine Therapie, die diesen Herstellungsprozess nicht erfasst, kann zwar unsere Lebensquantität verlängern, aber nicht die Lebensqualität verbessern.

Die Erfahrung unerfüllter Lebensträume und -wünsche, der Verlust von Hoffnung, ein Leben führen zu können, das wirklich befriedigt, bei dem jeder neue Tag freudig begrüßt wird und mit Hoffnung in die Zukunft geschaut wird, ist der Nährboden für spätere Erkrankungen.

Studien belegen, dass nach einem Suizid in der Familie das Risiko für die Angehörigen auf das Achtfache ansteigt. Selbst am Arbeitsplatz, nachdem sich ein Arbeitskollege das Leben selbst genommen hat, steigt die Nachahmungsrate noch auf das 3,5-fache.

Eine Verschiebung vom Wechsel zum Stoff

Um das Wesen einer Krankheit zu deuten, ist es wichtig, sich über seinen Lebensweg klar zu werden und herauszufinden, welche Rolle die Krankheit auf der eigenen Lebensbühne übernommen hat. So ist es wenig erstaunlich, dass unser Körper nicht nur auf *Be-handlung* anspricht, sondern im starken Maße auch auf *Be-deutung.*

Unsere Gesundheit hängt nicht nur vom reibungslosen Funktionieren unserer inneren Körpervorgänge ab oder von den direkten äußeren Einwirkungen etwa durch Bakterien, Viren, Giftstoffe oder Unfälle. Gesundheit ist vielmehr ein Ausdruck eines ständigen vielfachen Wechselspiels innerer Haltung mit dem sozialen Umfeld. Krankheiten haben alle eines gemeinsam: Die Stoffe können nicht mehr in einem lebendigen Strom des Wechsels fließen. Der lebensnotwendige Stoffwechsel kommt zum Erliegen. *Krankheit ist somit eine Verschiebung vom Wechsel zum Stoff und damit ein Ausdruck von Erstarrungsprozessen, Verlust von Lebensdynamik und Verlust des eigenen Lebenssinns.*

Würde man der allopathischen Schulmedizin folgen und

die entsprechenden Stoffe ergänzen oder reduzieren, die unsere körperlichen Störungen verursachen, würde das also Heilung bedeuten. Dass das nicht so ist, haben wir alle selbst schon zu spüren bekommen. Andere Faktoren müssen gesucht werden, die mehr in uns liegen und in der Art und Weise, *wie* wir mit der Umgebung umgehen, als in den Stoffen. Louis Pasteur, der große Mann in der bakteriellen Schulmedizin, hat auf seinem Sterbebett gesagt: „*Die Bakterie ist nichts, der Boden ist alles!*"

Vergebliches Bemühen schmerzt

Wir stehen als Menschen in ständigem existenziellen Bezug zu unserer äußeren sozialen Umgebung. Diesem existenziellen Bezug zur unseren sozialen Umgebung gegenüber stehen unsere individuellen Lebensansprüche, die wir versuchen zu behaupten oder anzupassen. Unser andauernder Versuch von Behauptung und Anpassung entscheidet über unser Schicksal von Glück oder Unglück, Gesundheit oder Krankheit. Es kostet uns Mut und Kraft, unserer sozialen Umgebung mit unseren individuellen Ansprüchen gegenüberzutreten und Akzeptanz zu erfahren. Beginnen wir an Stirnkopfschmerzen zu leiden, sind wir mit unserem Bemühen, uns Beachtung zu verschaffen, auf Ablehnung gestoßen. Hinterkopfschmerzen bringen ein vergebliches Ringen um Ausgleich zum Ausdruck, weil unsere gegebenen Lebensumstände jenseits der Grenzen unserer Anpassungsfähigkeit liegen, wie es deutlich bei Multipler Sklerose und Epilepsie zu erkennen ist. Das schmerzende Knie besagt, dass man sich auf unliebsame Standortbedingungen eingelassen und nachgegeben hat, sich aber dennoch nicht integriert erfährt. Nicht die Standortbedingungen selbst schmerzen in unserem Körper, sondern unsere Erfahrung, dass man sich vergeblich den Bedingungen gebeugt hat. Man sollte den Standort aufgeben, tut es aber nicht, weil man ohne Selbstvertrauen oder Unterdrückung ausgesetzt ist. Jetzt kommt es zu einer negativen Rückkopplung in unserem Körper: Er schmerzt. Und der Schmerzort verweist auf die Umgebung, auf die wir bezogen und an der wir gescheitert sind. Unser Körper ist in allen seinen Teilen auf die äußere Umgebung bezogen und gibt uns mit seinen Störungen bekannt, in welchem Umstand wir zu unserer Umgebung bezüglich Behauptung und Anpassung gescheitert sind.

Die Hürden der Übersetzungsarbeit

Eine der größten Hürden bei der Heilung von Krankheitsbildern ist es, die Mehrdeutigkeit auf die individuelle Identität zu interpretieren, das heißt, die zugrunde liegende Bedeutung richtig zu verstehen und zu deuten. Für die Mehrzahl der formal-analytischen Schul-Mediziner ist Krankheit eine körperliche Funktionsstörung und damit eine biochemische Disposition, die bekämpft werden muss. Für die inhaltlichen Alternativ-Mediziner ist Krankheit ein symbolischer Ausdruck von Lebenseinstellungen. So sind Sehstörungen für den Alternativ-Mediziner das Symbol „was willst du nicht sehen". Würde man dieser Symbol-Medizin folgen und die Objekte, die wir nicht sehen wollen, sichtbar machen, würde das Heilung bedeuten. Dass das nicht so ist, haben wir alle selbst schon zu spüren bekommen. Es musste also neben der Schulmedizin und der Alternativ-Medizin eine neue Perspektive der Lösung gefunden werden.

Für mich als systemischer Berater ist Krankheit also keine gegenwärtige biochemische Stoffwechselgeschichte und auch keine Symbolik unserer bewussten Lebenseinstellung, sondern eine fortgeschrittene emotionale und vor allem unbewusste Leidensgeschichte von Anpassung und Behauptung, die, richtig verstanden und gedeutet, eine unmittelbare Gesundung herbeiführt. Um das Krankheitsmotiv zu erkennen, müssen Symptome eben nicht nur verstanden, sondern im Zusammenhang mit der ganzen Lebensgeschichte gesehen werden. Das Ganze ist eben mehr als nur die Summe seiner Teile.

Wir haben ein Umsetzungsproblem

In ausgesuchten Krankheitsbildern möchte ich untermauern, wie vorteilhaft es ist, Gesundheitsfragen in einem größeren Systemzusammenhang zu behandeln, während noch so perfekte Einzellösungen letztlich in Sackgassen enden. Es geht nicht mehr darum, ob, sondern wie das systemische Denken und Arbeiten am besten angewandt werden kann. Mein Ziel ist es, aufzuzeigen, dass wir heute mehr denn je darauf angewiesen sind, Vorgänge in unserem Körper, in unserer Familie oder in unserem Beruf systemisch zu erfassen. Das größte Risiko sehe ich in der Tat darin, dass wir uns auf die Perfektion von Details und von Einzelabläufen konzentrieren, ohne die Gesamtzusammenhänge zu beachten und zu achten. Wir haben immer mehr Spezialisten und Experten, die vorgeben, alles zu wissen, aber wir wissen nicht, wie wir es umsetzen können. *Wir haben kein Wissensproblem, sondern ein Umsetzungsproblem.*

Pollenallergie – Die fehlende Selbstunterscheidung

Pollenallergie bzw. Heuschnupfen wird von der Schulmedizin als eine fehlgesteuerte Immunreaktion des Körpers gegenüber bestimmten Baum- und Blütenpollen bezeichnet, die über die eingeatmete Luft in den Körper gelangen und die Nasenschleimhaut reizen. Häufig tritt zusätzlich eine allergische Bindehautentzündung auf. Viele Pollenallergiker entwickeln zusätzlich eine Kreuzallergie mit Nahrungsmitteln, deren Strukturen wenigstens in einem Merkmal denen der Pollen ähneln, zum Beispiel Gras- und Getreidepollen mit Hülsenfrüchten (Erdnüssen) oder Birkenpollen mit Äpfeln, Steinobst, Haselnüssen. Die Symptome sind Juckreiz der Nase, Niesattacken, verstopfte Nase mit Fließschnupfen und bei Beteiligung der Bindehaut des Auges auch tränende, gerötete Augen. Soweit die medizinische Erklärung.

Das Wort Allergie entstammt der griechischen Sprache und heißt übersetzt Fremdreaktion und Allergene sind demnach Stoffe, die Fremdreaktionen auslösen. *Eine Allergie ist also eine untypische, fremde Reaktion auf Stoffe, die an sich nicht giftig sind.* Das ist auch so, da die meisten Allergene, wie Pollen, Eiweißsubstanzen sind, die für unseren Körper generell harmlos sind. Unser Immunsystem hat also eine fremde Reaktion oder besser gesagt eine Fehlinterpretation zu einem Stoff, der als Stoff selbst für uns harmlos ist.

Unsere allergische Reaktion ist also Ausdruck einer Fehlinterpretation zu dem Allergen und nicht eine Aktion unserer

Allergie selbst. Allergie ist demnach kein Freund-Feind-Bild in dem Sinne „auf wen bist du allergisch".

In der Körpersoziologie gehören die Schleimhäute zum PNS und damit zu der Repräsentation der Mutter in der Familie. Aufgrund unterdrückter Reaktionspotenziale bezüglich mangelnder Selbstunterscheidung gegenüber der Mutter – eine emotionale Stimmungslage, die der Mutter gegenüber nicht aktiv und adäquat geäußert wurde – kommt es jetzt zu einer negativen Rückkopplung in unserem Körper in Form von überhöhten Reaktionspotenzialen der Zellmembran der Schleimhautzellen. Dies initiiert eine überhöhte Reizung der Zelle mit der Folge der Zellvergrößerung (Schwellung) und verstärkten Schleimbildung.

Die Reizung der Nasenschleimhaut ist Ausdruck einer überhöhten Erwartungshaltung, die durch Andere massiv enttäuscht wurde. Dies führt zu einer Überaktivität der Zellmembran und Schwellung der Zellen. *Hier muss das übermäßige Erwartungspotenzial bei einem selbst abgebaut werden.*

In einem Vortrag von mir über das Wesen von Krankheit und Gesundheit erzählte eine Teilnehmerin, dass sie seit der Kindheit bis zur Geburt ihres ersten Kindes an Heuschnupfen litt. Mit der Geburt ihres Sohnes war es schlagartig mit dem Heuschnupfen vorbei. Auf meine Frage hin, wie sie es sich erklärt, meinte sie, „jetzt hatte ich meine eigene Familie". Sie hatte die ganzen Jahre zu ihrer Mutter und ihre Art der Kindererziehung ein unsicheres Verhältnis, auf das sie nie richtig antworten konnte. Jetzt, da ihr Sohn geboren war, konnte sie eine Antwort nach ihrer Persönlichkeit geben. Damit war sie ganz bei sich angekommen.

Wir sind also nicht auf jemanden allergisch, sondern wir sind zur

Mutter befangen und haben zu ihr eine mangelhafte Selbstun-
terscheidung. Dazu eine kleine Geschichte.

Der Adler und die Hühner

Ein Mann fand das Ei eines Adlers und legte es in das Nest
einer Hinterhofhenne. Das Adlerjunge schlüpfte mit den Kü-
ken und wuchs mit ihnen auf. Sein Leben lang tat der Adler,
was die Hinterhofhühner auch taten, denn er dachte, er sei
ein Hinterhofhuhn. Er scharrte auf der Erde nach Würmern
und Insekten. Er gluckste und gackerte. Und schlug mit den
Flügeln, um ein paar Meter in die Luft zu flattern. Die Jahre
vergingen, und der Adler wurde sehr alt. Eines Tages sah er
weit über sich am wolkenlosen Himmel einen prachtvollen
Vogel, der anmutig und majestätisch auf dem kräftigen Wind
dahinsegelte und dabei kaum die großen goldenen Schwin-
gen bewegen musste. Der alte Adler sah in ehrfürchtigem
Staunen auf. „Wer ist das?", fragte er. „Das ist der Adler,
der König der Vögel", sagte sein Nachbar. „Er gehört dem
Himmel. Wir gehören dem Boden – wir sind Hühner." So
lebte und starb der Adler als Huhn, denn er war das, wofür
er sich hielt.
Eins dürfen wir bei dieser kleinen Geschichte schmunzelnd
verstehen und annehmen. Der Adler hatte jede Menge Allergien.
Für die Schulmediziner ist Allergie eine Stoffwechselstory
und so geben sie uns eine Vielzahl von Medikamenten und
guten Ratschlägen, was man gegen die Allergien tun kann.
Pollenallergiker sollten im Frühjahr nur abends oder nach
längerem Regen spazieren gehen, wenn die Luft pollenarm

ist. In der Wohnung feucht Staub wischen, auf Teppiche und Vorhänge verzichten, Polstermöbel durch Ledermöbel ersetzen. Für Hausstaub-Allergiker gibt es Matratzen mit waschbaren Bezügen oder Staubsauger mit speziellen Mikrofiltern. Wer gegen Birkenpollen allergisch ist, sollte bei Äpfeln und anderem Kernobst vorsichtig sein. *All diese gutgemeinten Ratschläge sind Anleitungen zum Unglücklichsein. Und so zeigt es sich einmal mehr, dass die schlimmsten Schläge in unserem Leben Ratschläge sind.*

Der Bienenstich

Vor einigen Jahren kam eine Teilnehmerin zu mir, die endlich von ihrer Wespen- und Bienenallergie befreit werden wollte. Sie bekam immer Atemnot, wenn eine Biene nur in ihre Nähe kam. Im schlimmsten Fall könnte es zu einem anaphylaktischen Schock kommen. Mit zwölf Jahren bekam sie diese Allergie, mit 29 Jahren kam sie zu mir in eine systemische Beratung. Jetzt war für die Teilnehmerin der Augenblick gekommen, die vielen Puzzleteile des Lebens mit Hilfe einer systemischen Aufstellungsarbeit richtig zusammenzusetzen, sich aus der Allergie herauszulösen und sie im Nachhinein auch verifizieren zu können. Was war passiert? Ihre Mutter hatte ihre Eltern bei einem Autounfall verloren. Der Dorfpfarrer, der am Steuer des VW-Busses saß, hatte den Autounfall verursacht, bei dem ihre Eltern tödlich verunglückten. Er hatte die Kontrolle über das Auto verloren, als ihn eine Biene während der Fahrt ablenkte und stach. Wie alt war die Mutter, als ihre Eltern ums Leben gekommen waren? Sie war zwölf Jahre alt. Mit 25 Jahren bringt sie ein Mädchen zur Welt, das mit 12 Jahren eine Bienenallergie bekommt.

Jetzt hatte sie eine Antwort auf ihre unerklärliche Wespen- und Bienenallergie. Damit konnte sie sich endlich von der Mutter unterscheiden, *denn sie hatte noch ihre Eltern!*

Wie kann man sich diesen Umstand erklären? Die Mutter war mit zwölf Jahren bereits geschlechtsreif, die Keimzellen hatten sich bereits gebildet. Jede emotionale Erschütterung aus der Umgebung „verschaltet" die DNS der Keimzellen. Die emotionale Erschütterung, dass ein Bienenstich ausschlaggebend für den Tod ihrer Eltern und ihr persönliches Unglück war, hat sich in der Schaltungsfrequenz der DNS niedergeschlagen. Sie selbst konnte keine Allergie auf Bienen entwickeln, erst ihre Tochter mit der verschalteten DNS.

Wer mehr dazu erfahren möchte, sollte unter dem Begriff Epigenetik nachschauen.

Asthma – Ich will leben!

Asthma bronchiale (grch. „Atemnot") ist eine chronische Erkrankung der Atemwege mit dauerhaft bestehender Überempfindlichkeit.

Durch *äußere Verschmutzung* kommt es in den Bronchien zu einer vermehrten Sekretionsbildung von Schleim. Diese verstärkte Schleimbildung führt zu einer *Verengung* und Verkrampfung, verbunden mit Beklemmungs- und Erstickungsgefühlen, Kurzatmigkeit und bronchialen Schmerzen.

Wissenschaftler für systemische Neurologie haben mit einem Blick ins Gehirn nachweisen können, dass Nervenzellen im Stirnlappen, die bei unangenehmen Gefühlen aktiv werden, für die Beschwerden bei Asthma und Bronchitis eine wichtige Rolle spielen. Ein Teil der Beschwerden, so die Wissenschaftler, werden nicht nur dadurch bestimmt, wie viel Sauerstoff tatsächlich in die Lungenflügel gelangt, sondern vor allem, in welchem emotionalen Zustand wir durch äußere Ereignisse sind. Unsere emotionale Wahrnehmung der äußeren Umstände hat einen deutlichen Einfluss darauf, wie wohl oder unwohl wir uns beim Luftholen fühlen.

Damit bestätigt sich einmal mehr: Auch unsere emotionalen Bewertungen der *äußeren Umstände*, wenn wir glauben, wir werden durch Lebensumstände in unserem Leben *eingeengt*, führt in unserem Körper zu einer physiologischen Umkehrung, in diesem Fall in der Lunge. Asthma ist die negative Rückkopplung eines Lebenskampfes (Verengung) in der Familie oder Partnerschaftsbeziehung, *ohne eine passende Antwort!*

Schmerzen – Genug gelitten

Wir sind ein Volk von Schmerzgeplagten, vor allem Rücken- und Kopfschmerzen. Jeder Zweite hat mehrfach im Jahr Pein mit Schmerzen, sagen die Statistiken.

Dabei wird zwischen spezifischen und unspezifischen Schmerzen unterschieden. Der Unterschied ist wichtig, denn bei den Ersteren liegen körperliche Ursachen, wie etwa starker Verschleiß der Wirbelsäule, vor und damit ein Defekt-Symptom. Weit häufiger sind aber – und das bei immerhin zwei Dritteln der Betroffenen – unspezifische Schmerzen, bei denen keine eindeutigen, körperlichen

Ursachen ausgemacht werden können. Damit liegt ein Prozess-Symptom vor, und das ist veränderbar!

Allzu häufig wird nach defekten Strukturen gefahndet, die für den Schmerz aber gar nicht ursächlich sind. Was setzt unserem Körper also hauptsächlich zu?

Schmerzen sind kein isoliertes Problem des Körpers, sondern sie sind vielmehr eingebettet in eine individuelle Lebens- und Lerngeschichte: wie Betroffene gelernt haben, mit Stress und belastenden Bedingungen, mit unbekannten oder überraschenden Situationen (Verlust, Tod), mit Bewertung durch andere Menschen usw. umzugehen bzw. zu bekämpfen oder zu verdrängen.

Das seelische Befinden und besonders die geistigen Interpretationen zu den Lebensereignissen haben entscheidenden Einfluss auf das körperliche Wohlbefinden, wie zahlreiche Studien immer wieder belegen. Körperlicher Schmerz ist eine fortgeschrittene Folge von Depressionen, Ängsten und Emotionen, wie Hilflosigkeit, Enttäuschung, Scham, Resignation, Schuld, Wut, usw.

Oft stehen die Betroffenen zudem beruflich oder familiär stark unter Druck und haben selbst einen hohen Leistungsanspruch. Schmerzen sind damit ein körperlicher Ausdruck sozialer Konflikte aufgrund von geistigen Fehlinterpretationen der sozialen Lebensumstände. Ein Behandlungskonzept ist notwendig, das neben der notwendigen schmerzstillenden Ambulanz besonderen Wert auf eine systemisch-soziologische Betreuung legt.

Risiko Rücken

Rückenschmerzen sind nach Infektions-Krankheiten die zweithäufigste Ursache für Arztbesuche. Statistisch gesehen haben in diesem Augenblick ca. 35 Prozent der Bevölkerung Rückenschmerzen. Dabei unterscheiden wir in spezifische Schmerzen, wie degenerative Verfallserscheinungen (Bandscheibenvorfall) oder Versteifungen (Morbus Bechterew). Damit liegt den spezifischen Schmerzen ein Defekt-Symptom zugrunde.

Doch knapp 70 Prozent der Rückenschmerzen sind unspezifisch und damit psychosomatischer Natur. Sie treten in Zeiten hoher beruflicher oder familiärer Belastung auf – *und sind damit keine Verfallserscheinung, die erst im höheren Lebensalter vorkommt.* Ein unspezifischer Rückenschmerz ist also keine isolierte Störung des Körpers, sondern Ausdruck einer Störung zwischenmenschlichen Umgangs in der Familie oder im Beruf. Es ist das vergebliche Bemühen, die passende Haltung zur familiären oder beruflichen Umgebung zu finden.

Die Wirbelsäule wird von oben nach unten in fünf einzelne Abschnitte unterteilt. Somit finden wir auch fünf unterschiedliche und vergebliche Versuche, die passende Haltung zur sozialen Umgebung zu finden.

Halswirbelsäule: Schmerzen im Nacken signalisiert, dass dieser Mensch seine eigenen sozialen Ansprüche gebeugt hat, um entsprechenden Rückhalt von seiner Umgebung zu bekommen, und trotzdem gescheitert ist (vergebliches Bemühen).

Brustwirbelsäule: Schmerzen in den Brustwirbeln signalisiert, dass man sich selbst persönliche Würde und Integrität versagt hat, um Rückhalt von den Anderen zu erfahren, und trotzdem gescheitert ist.

Lendenwirbelsäule: Schmerzen in den Lendenwirbeln signalisiert, dass wir leistungsorientiert sind und uns entsprechendem Leistungsdruck aussetzen, um von den Anderen Rückhalt und Anerkennung zu bekommen, aber eben diese Anerkennung nicht erfahren.

Kreuzbein: Schmerzen im Kreuzbein signalisiert, dass wir im Sinne gemeinschaftlicher Gegenseitigkeit unsere Ansprüche auf Eigenständigkeit aufgeben, um soziale Anerkennung zu erfahren, aber trotzdem keine bekommen.

Steißbein: Schmerzen am Steißbein signalisiert, dass dieser Mensch sich mit persönlicher Zuwendung, Einsatz und Hingabe um Rückhalt seiner sozialen Umgebung bemüht, aber eben auch scheitert.

Wer die Signale der Schmerzen im Rücken versteht, kann an der richtigen Stelle soziale Konflikte und Krisen abschmelzen, neue Kraft schöpfen und neue Perspektiven für sein Leben gewinnen. Veränderung der sozialen Umgebung vollzieht sich nicht von selbst, sondern ist harte Arbeit und muss von jedem selbst aktiv betrieben werden. *Die Belohnung ist eine selbstbewusste Freiheit und ein schmerzfreier Rücken!*

Fibromyalgie – Im Leben sterben lernen

Die Fibromyalgie ist eine chronische Schmerzerkrankung mit Symptomen des Gelenk- und Bewegungsapparates: Schmerzen in allen Körperbereichen bei Belastung, Schlafstörungen und allgemeine Schwäche bis zu chronischer Erschöpfung.

„Schmerzen in allen Körperregionen" deuten daraufhin, dass es im frühen Leben des Kranken jede Menge körperliche, geistige und seelische Belastungen gab. Die Belastungen wurden als so stark empfunden und die damit verbundene Verzweiflung war so groß, dass das Sterben immer mitschwang und im Vordergrund stand. Man fühlt sich als Opfer der Lebensumstände, und wenn man schon Opfer ist, kann man sich auch gleich umbringen. Doch es bedarf, um in der Karriere als Opfer aufsteigen zu können, auch einer seelischen Resonanz, auf das sich die Reaktion als schmerzhafte *Form* im Körper *formieren* kann.

Sofort stellt sich die Frage, wie kann Fibromyalgie in unserem Körper systemisch ausgelöst werden? Die Auslösung erfolgt mit dem Sterben, oder besser gesagt, im Leben sterben lernen und mit einer Reduktion der Projektions-Leidenschaft. Diese *Leidenschaft schafft* eine fast unendliche Folge von altem Ballast, der *leidenschaftlich* mit sich herumgetragen wird. *Dann haben wir in unserem Leben zwar viel geschafft, aber wenig geschaffen.*

Die Frau im UFO

Ich möchte von einer Teilnehmerin berichten, die im Verlauf eines persönlichen Einzeltrainings immer mehr Vertrauen zu mir aufbauen konnte und langsam damit herauskam, dass sie sich in einem UFO befindet und von Außerirdischen festgehalten wird.

Die Mehrzahl der Therapeuten würde jetzt diese Frau nach der ICD 10 (Internationale Klassifikation der Krankheiten) klassifizieren, katalogisieren und damit etikettieren. *Doch wer ein Etikett umgehängt bekommt, wird nicht gesehen.*

Doch die Empfindung meiner Klienten seit der frühesten Kindheit ist keine Sache des individuellen Glaubens, sondern eine *Notwendigkeit* der Existenz! Es hat die *Not* in ihrer Kindheit *gewendet.*

Ihre seelischen Schmerzen als Kind in ihrer Familie waren unerträglich. In ihrem UFO hatte sie keine Schmerzen. Im persönlichen Einzeltraining erkannte die Frau, wie notwendig das „UFO" in ihrer Kindheit war und wie schmerzvoll die *negative Rückkopplung* des „UFO" in ihrem späteren Leben wurde.

Sie ließ erkenntnisvoll ihre „zweite Existenz im UFO" *sterben!* In den Wochen darauf verschwand mehr und mehr ihre schmerzvolle Krankheit Fibromyalgie!

Am Anfang steht das Wort

Es ist das Wort, das heilende Kraft entfaltet. Das Wort jedes Mitmenschen oder das des Therapeuten, das dem anderen zu seinem Wohlfühlen gereichen kann. Worte können unsagbar wohltun oder fürchterliche Verletzungen zufügen. Das gilt für jede Begegnung, obwohl wir uns dessen kaum bewusst sind. Dies gilt ganz besonders auch für Begegnungen zwischen Therapeut und Klient. *Eine kausalanalytisch verfahrende Gesundheitsindustrie ohne eine mitfühlende kommunikative Beziehung kann reparieren, aber nicht heilen.*

„Weder Kraut noch Wundpflaster machten sie gesund, sondern dein Wort, Herr, der alles heilt." Altes Testament (16,II)

Kopfschmerzen

Millionen Deutsche leiden unter Kopfschmerzen, manchem wird das Leben zur Hölle. Geholfen werden könnte den allermeisten, aber viele gehen erst gar nicht zum Arzt. Und oft sind selbst die Mediziner mit Diagnose und Therapie überfordert. Noch vor 20 Jahren wurde das Thema in medizinischen Lehrbüchern in wenigen Sätzen abgehandelt. Auch heute noch sind viele der Meinung, Kopfschmerzen seien nicht heilbar, und je nach Fachrichtung benennen die Mediziner die vermeintlich zugrunde liegenden Ursachen nicht nur falsch, sondern doktern auch noch mit ganz eigenen Methoden herum. Der Internist erklärt, der Blutdruck sei schuld an den Beschwerden, und verordnet Tabletten. Der Augenarzt verschreibt eine neue Brille. Der Orthopäde renkt Wirbel ein. Der Psychiater bekämpft eine angebliche Depression und der Gynäkologe versucht es mit Hormonen.

Wir stehen als Menschen in ständigem Bezug zu unserer äußeren Umgebung. An der Grenze von individuellen Lebensansprüchen und sozialer Akzeptanz entscheidet sich unser körperliches und seelisches Schicksal. Fest steht, dass wir an Kopfschmerzen zu leiden beginnen, wenn unsere individuellen Lebensansprüche in unserer sozialen Umgebung auf Ablehnung stoßen, und wir es nicht verstehen und nicht in der Lage sind, einen Konsens zu schaffen. Es ist der gescheiterte Versuch, kopfmäßig zu verstehen, was nicht identifiziert werden kann. Wir können uns den Vorgang mit folgender Analogie verdeutlichen:

Stellen Sie sich vor, Sie müssen wie in einem Actionthriller eine Zeitbombe entschärfen. Der Timer zeigt noch 30 Sekunden bis zur Detonation an. Die Bombe kann nur entschärft werden, wenn man den blauen oder den roten Draht durchtrennt. Verzweifelt suchen Sie nach Kriterien, welcher Draht der Richtige ist. Die hochkomplexe elektronische Schaltung jedoch überfordert einen. Man müsste nur die Logik der Schaltung verstehen, um den harmlosen Draht zu identifizieren. Da könnte man verrückt werden!

Und jetzt müssen wir uns nur noch einen Menschen vorstellen, der vor der Bombe sitzt, die Schaltung versucht zu verstehen, *und das ohne Ende.*

Dann haben wir einen Hintergrund für Spannungsschmerzen im Kopf gefunden. Dazu ein Beispiel einer Teilnehmerin, die seit drei Jahren an extremen Kopfschmerzen litt. Vor drei Jahren hatte sich ihr geliebter Ehemann umgebracht. Nach 25 Jahren Ehe. Die Tat ihres Mannes hat seitdem bei ihr einen Berg von unbeantworteten Fragen aufgeworfen. Warum habe ich es nicht gespürt? Habe ich meinen Mann überhaupt richtig gekannt? Wie konnte er mir so etwas antun, wir haben uns doch geliebt? Es war der vergebliche Versuch, die „Lebensschaltungen" verstandesmäßig zu verstehen. Erst nachdem wir gemeinsam in einem Einzeltraining ihren Mann in seiner Lebensdynamik verstehen und spüren konnten - dass sie mit ihrer Liebe ihrem Mann 25 Jahre Leben geschenkt hatte -, ließen die schmerzvollen Kopfschmerzen in den Stunden darauf schlagartig nach. Sie hatte endlich die „Lebensschaltungen" für sich selbst verstehen können.

Nicht Gefangene, sondern Gestalter

Meine ersten Beispiele zeigen schon, dass wir nicht in ein unveränderbares Schicksal geboren wurden, sondern in ein Leben, das wir hier und jetzt verändern können, und damit stehen wir in unserem Leben vor veränderbaren Wahrscheinlichkeiten. Wir sind nicht Gefangene unserer mehr oder weniger guten Lebensumstände, oder wie uns tagtäglich weisgemacht wird, dass wir unseren Genen ausgeliefert sind. *Wir sind selbst Gestalter unserer Lebensumstände, entweder als Gefängniswärter oder als Animateur.*

„Wenn wir die Gene kennen, verstehen wir den Menschen", hatten die Forscher versprochen und 1995 das Human Genom Projekt gestartet. Fünf Jahre später trat Bill Clinton als Präsident der Vereinigten Staaten von Amerika mit Wissenschaftlern des Fachbereiches Genetik vor die Kameras dieser Welt und verkündete, dass das menschliche Genom entschlüsselt ist, alle Gene katalogisiert sind und dies der Sieg über Krankheiten bedeutet.

Doch die Ernüchterung kam schnell: Der menschliche Bauplan, das Genom, besteht aus nur etwa 25.000 Genen. Der Mensch sollte nur doppelt so viele Gene haben wie eine Fruchtfliege? Heute müssen wir erkennen, dass wir zwar die Gene entschlüsselt haben, aber trotzdem kennt keiner den Schlüssel zur Heilung. Der Mensch hat den Weltraum erobert, aber nicht den Raum in seinem Dasein gefüllt. Der Mensch kommt zum Mond, aber nicht mehr vor die Tür des Nächsten. Der Mensch kann Atome spalten, aber nicht seine Vorurteile. Der Mensch weiß, wie man sich heute seinen Lebensunterhalt verdient, aber nicht mehr, wie man gesund lebt.

Wir haben immer mehr Experten, die vorgeben alles zu wissen, aber immer größere Probleme, das Wissen auch umzusetzen. *Wir haben kein Wissensproblem, sondern ein Umsetzungsproblem.*

Nur 2 Prozent aller Krankheits-Symptome können auf tatsächliche genetische Defekte zurückgeführt werden, alles andere sind Prozess-Symptome, und die sind bekanntlich lösbar.

Genetische Kurzsichtigkeit

Seit Anbruch des genetischen Zeitalters wird uns eingetrichtert, dass wir der Macht unserer Gene unterliegen. Das Gen ist der Träger von Erbinformationen, die durch Reproduktionen an die Nachkommen weitergegeben werden, und der Aktivitätszustand eines Gens bestimmt und reguliert die Zelle und steuert damit auch indirekt unsere Lebensvorgänge.

Die wissenschaftliche Annahme ist so lange und so oft wiederholt worden, dass unsere Wissenschaftler vergessen haben, dass es sich dabei um eine Hypothese und nicht um eine Tatsache handelt. Die Hypothese ist bis heute nicht bewiesen! Man könnte in diesem Fall auch von einer *genetischen Kurzsichtigkeit* sprechen.

Die Gene sind vielmehr eine *physische Erinnerung* an das, was das betroffene System einmal erfahren und gelernt hat. Um zu verstehen, warum diese oder jene genetische Eigenschaft dominiert, müssen wir die Gesamtheit eines Zellverbandes *und* ihre materielle Umgebung berücksichtigen.

Vergleichen wir es mit einem Skifahrer, der einen Hang hinuntersaust und dabei ständig die Beschaffenheit des Geländes berücksichtigen muss, um nicht sein Gleichgewicht zu verlieren. Dabei befindet er sich aber paradoxerweise häufig in einem Zustand des Ungleichgewichts, der es ihm erst ermöglicht, seine Bahn zu entwickeln; er weicht aus, vollführt Manöver, die seinem Können oder zumindest seinem selbst gedachten und erhofften Können entsprechen. Unsere Lebensentwicklung entspricht damit vielmehr einem „natürlichen Driften" als einer „natürlichen Auslese" nach Charles Darwin.

Das zeigt uns auch gleich den größten Fehler, der uns in der Betrachtung des menschlichen Daseins unterlaufen ist. Wir haben, neben der „natürlichen Auslese" nach Charles Darwin, dem direkten Einfluss der Umgebung auf das Handeln des Individuums nicht genug Beachtung geschenkt.

Zweifellos können manche Krankheiten eindeutig auf einen genetischen Defekt zurückgeführt werden. Doch die üblichen Übertreibungen über den Einfluss genetischer Erbfaktoren in der Medizin mit Blick auf die Entstehung von Krankheiten bedürfen dringend einer Korrektur. Hunderte, ja Tausende von Genen sollen an irgendwelchen Krankheiten beteiligt sein, doch das meiste sind unbewiesene Hypothesen. So wurde behauptet, die Alzheimer-Krankheit sei überwiegend erblich. Falsch. Nur 2 Prozent der Kranken leiden an einer erblichen Form. Es wurde behauptet, Brustkrebs sei überwiegend erblich. Falsch. Weniger als 5 Prozent der an Brustkrebs erkrankten Frauen leiden an der erblichen Form der Erkrankung.

Gene sind keine Autisten, sondern verändern, abhängig von den Umwelt- und Umfeldsignalen, die sie erhalten, fortlaufend ihre Aktivität. *Umwelt*bedingte und ganz besonders soziale *umfeld*bedingte Erfahrungen, wie zwischenmenschliche Beziehungen und ihre emotionalen Erschütterungen, werden vom Gehirn in biologische Signale verwandelt, die Einfluss auf die Aktivität der Gene nehmen. So haben unsere sozialen Lebensumstände Einfluss auf unseren Körper und beeinflussen die Gene und unsere medizinische Gesundheit.

Die großen Krankheitsthemen, wie Diabetes, Herzkrankheiten, Krebs und viele andere, lassen sich nicht auf ein einzelnes Gen zurückführen, sondern auf eine komplexe Wechselbeziehung zwischen dem Gesamtorganismus *und* der sozialen Umgebung!

Rückblickend erkennen wir heute, dass Darwins Einfluss so groß war, dass sich die Wissenschaft vollkommen auf die Erkundung des Erbmaterials stürzte. Heute ist das menschliche Genom, das aus ungefähr 25.000 Genen besteht, systematisiert und kartographiert. Das Genom eines Fadenwurms besteht aus 24.000 Genen und das Genom von Nagetieren entspricht in der Anzahl der Gene sogar dem der Menschen. Damit hat sich herausgestellt, dass es zwischen der Anzahl der Gene im Menschen und in primitiven Lebewesen keinen *wesen*-tlichen Unterschied gibt. Was bestimmt dann das menschliche *Wesen*, wenn die genetische Physiologie eines Menschen der eines Fadenwurms oder einer Maus entspricht?

Der Genetiker und Nobelpreisträger David Baltimore kommentierte 2003 wie folgt: „Unsere Theorie, dass die Gene das Leben steuern, ist im Angesicht der komplexen Wechselwirkungen menschlichen Daseins und wir angeblich auf der obersten Stufe der evolutionären Leiter gegenüber einem Fadenwurm stehen, nicht länger haltbar."

Die Gene bestimmen nicht unser Schicksal, sondern stellen dem Menschen einen Rahmen bereit. Wie weit dieser Rahmen ausgeschöpft wird, bestimmen die Umwelteinflüsse – und ganz besonders die in der Familie herrschenden Verhältnisse.

Die Gene geben uns, wer wir sind, die Umgebung gibt uns, wie wir sind. Und das beginnt schon sehr früh.

Stottern – Die Wortgewalt der Eltern

Bis heute streiten sich die Experten über den Auslöser: genetisch bedingter Defekt in der Hirnstruktur oder doch eher ein tiefenpsychologisches Trauma. Aus Sicht der systemischen Körpersoziologie ist es weder das eine noch das andere. *Sprachentwicklung steht und fällt mit der Eltern-Kind-Beziehung, deshalb taucht das Symptom Stottern bei 90 Prozent der Betroffenen auch bis zum sechsten Lebensjahr auf.*

Bei Eltern von stotternden Kindern lässt sich immer wieder ein dominantes, wortgewaltiges Sprachverhalten beobachten, so dass das Kind oft zu einer Passivität verbannt ist und seine Beziehungswünsche nicht äußert. In Folge dessen kommt es zu einer negativen Rückkopplung im Körper des Kindes.

Doch gehen wir noch einmal zurück zum Anfang menschlichen Daseins. Mit der Verschmelzung von Eizelle und Samen kommt auch gleichzeitig der Wunsch nach selbständiger Bewegung und Begegnung mit Anderen in unser Leben. Menschliches Dasein ist konfrontiert mit einem Ringen um selbständige Bewegung in der Begegnung mit Anderen. Es ist ein Ringen gegen Fremdkontrolle und für Selbstkontrolle.

Ein Ringen gegen fremde Vorstellungen unserer Rolle im Familiensystem, die uns übergestülpt werden, und um eigene Vorstellungen unserer Rolle in der Begegnung mit den anderen Familienmitgliedern. Mit voller Begeisterung erscheinen wir auf der Bildfläche unseres Lebens. Doch das Leben mit Haut und Haaren in voller Begeisterung erfahren zu wollen, birgt auch die Gefahr des Scheiterns.

Hoffnungen auf Selbständigkeit werden enttäuscht, Ansprüche nicht erfüllt und so sammeln Kinder in Beziehungen mit ihren dominanten und wortgewaltigen Eltern jede Menge Enttäuschungen und Kränkungen, die sie sich nicht trauen, auf dem Schlachtfeld um Recht, Selbständigkeit und Ausgleich ebenso wortgewaltig auszudrücken.

So erscheint die Lebenshaltung der Eltern stotternder Kinder eher wie eine Kampfparole als eine Friedensformel. Wir fühlen uns als gescheitert und von der Welt, die wir begeistert erobern wollten, unüberbrückbar getrennt. Die Folgen sind Aufmerksamkeitsdefizite (ADS/ADHS), Aggressionen, Orientierungsverlust, Verwirrung, Schwindelgefühle und/oder stottern.

800.000 Menschen stottern in Deutschland – ein Prozent der Bevölkerung. Stottern beginnt immer vor dem zwölften Lebensjahr, bei der Hälfte der Betroffenen bis zu dem vierten Lebensjahr, bei 90 Prozent bis zum sechsten Lebensjahr. Ein Großteil der stotternden Kinder verliert die Störung bis zur Pubertät. Auch dieser Umstand zeigt deutlich, dass Stottern Ausdruck eines Konfliktes in der Eltern-Kind-Beziehung sein muss. In der Phase der Pubertät – vom Kind zum Jugendlichen – beginnt unser Körper die Hormone Testosteron und Östrogen herzustellen und ein Erwachsener mit all seinen Merkmalen reift heran. Damit reift auch verstärkt der Wunsch und die Kraft für selbständige Bewegungen heran, die gegenüber den Eltern jetzt ebenfalls wortgewaltig durchgesetzt werden können.

Fehlt uns auch in dieser Phase die Durchsetzung gegenüber unseren dominanten Eltern, verfestigt sich das Stottern ein Leben lang. Jetzt konzentrieren sich die Bemühungen einer Besserung auf das Erlernen einer „neuen" Sprechweise, wie sie von Logopäden, Therapeuten und Sprachheilschulen angeboten werden.

Eine systemisch-soziologische Arbeit hingegen konzentriert sich dagegen auf die „Neugestaltung" der erlebten Eltern-Kind-Beziehung und beschränkt sich nicht darauf, einzelne Wörter fließend herauszubekommen.

Melodie der Schöpfung

Der Verdienst der Forscher ist es, dass wir heute wissen, welche Gene den Körper in Einzelsegmente unterteilen. Doch die genetischen Erbanlagen sind nicht der allein bestimmende Faktor, die Umwelt spielt dabei eine ebenso wichtige Rolle. Die genetische Ausstattung stellt dem Menschen lediglich einen Rahmen bereit. Wie weit dieser Rahmen ausgeschöpft wird, bestimmen die Umwelteinflüsse – und darunter fallen ganz bestimmt auch die im Mutterleib herrschenden Verhältnisse. *Die Umgebung ist die Melodie der Schöpfung!*

Alles, was eine werdende Mutter isst, trinkt oder einatmet, beeinflusst die Entwicklung des Embryos. Alkohol und Nikotin sind berüchtigt für ihre negativen Wirkungen. Eltern, die während der Schwangerschaft Renovierungen im Haus vorgenommen haben, wie neue Anstriche oder das Verkleben von Teppichen, und damit den Dämpfen der Lösungsmittel ausgesetzt waren, verursachen eine Störung im Immunsystem des Embryos. Doch nicht nur toxische Fremdstoffe führen zu einer Störung des Systems. Die emotionalen Beziehungen und Bindungen der Mutter während der Schwangerschaft zum Partner oder anderen nahestehenden Menschen beeinflusst in gleichem Maße auch das Kind im Mutterleib.

Pränatale Amnesie oder was?

Noch heute gibt es Zeitgenossen, die die Meinung vertreten, dass unser Gehirn seine Arbeit erst nach der Geburt aufnimmt, und behaupten damit, dass ein Fötus keine Erinnerung hat. Doch seit Jahrzehnten sammelt die Wissenschaft überwältigende Hinweise darauf, dass die Eltern und ihre Art und Weise, wie sie sich in dieser Zeit verhalten, in der pränatalen und perinatalen Phase einen großen Einfluss auf die mentalen und physischen Eigenschaften ihrer Kinder haben.

Der Einfluss der Eltern und der Umgebung beginnt nicht nach der Geburt, sondern kurz nach der Empfängnis. Das Gehirn nimmt seine Arbeit nicht nach der Geburt auf, sondern nachdem sich das „neuronale Rohr" gebildet hat. Und das bildet sich nach etwa 40 Tagen. *Wir haben keine pränatale Amnesie!*

Damit haben die Eltern bei der Persönlichkeitsentfaltung ihrer Kinder keinen Zuschauerplatz, sondern einen Platz auf der Trainerbank.

Die Qualität des Lebens im Mutterleib und die damit verbundene emotionale Interaktion der Mutter mit ihrer sozialen Umgebung entscheiden über die Lebensqualität im späteren Leben. *Unser Zuhause vor der Geburt ist prägend für unser späteres Zuhause in unserem Körper, ob wir anfällig für Krankheit oder Gesundheit sind.*

Die gegenwärtig verbreitete Ansicht, unsere Gesundheit und unser Schicksal würden allein durch die Gene bestimmt, ist eben eine *genetische Kurzsichtigkeit.* Unsere ersten Beziehungen und Bindungen im Mutterleib beeinflussen unser Verhalten außerhalb des Mutterleibes.

Wie im Mutterleib, so im Leben

Gab es eine gespürte Todesbedrohung im Mutterleib, wird auch das spätere Leben immer wieder als bedrohlich und Panik machend erlebt. Wenig Wärme und Geborgenheit von Seiten der Mutter bereits in der pränatalen Zeit ihrem Kind gegenüber führt später im Leben zu Selbstzweifel und Zaghaftigkeit. Pränatale Defizite können im späteren Leben zu Drogensucht, Entfremdung vom Körper, Bindungsängsten, Leistungsdruck, Isolation, Aggression und vieles mehr führen.

Im Mutterleib finden mehr traumatische Ereignisse statt als vielfach geglaubt oder sich vorgestellt wird. Der Verlust eines Zwillingsgeschwisterchens, der Abtreibungsversuch von der Mutter oder die achtlose Lebensweise der Mutter, wie Alkohol, Tabak, Drogen, Medikamente und anderes mehr, beeinflussen unser späteres Leben.

Doch damit nicht genug, es geht weiter. Traumatische

Ereignisse in der Geburtsphase (perinatal) selbst: eine schwere und langandauernde Geburt, die trockene Geburt, Wehentropf, Geburtszange, Saugglocke, Narkose, Kaiserschnitt, das Weglegen des Säuglings nach der Geburt u.v.a.m.

Und auch im ersten Jahr nach der Geburt (postnatal) kann jede Menge traumatisches Material für die spätere Lebensentwicklung vorhanden sein: Krankenhausaufenthalte ohne Mutter oder hinter einer Glasscheibe, Ersatzmutter Großmutter, Entfernen der Mutter vom Kind und wenige soziale Kontakte.

Diese drei Phasen (pränatal, perinatal, postnatal) stellen die Basis für unser späteres Leben dar. Was am Anfang passiert, beeinflusst alles, was folgt.

So sollte das Ziel jeder systemischen Arbeit sein, die traumatischen Ereignisse aus dieser Anfangsphase unseres Lebens, die uns eng, schwach und krank machen, in gute Bilder zu verwandeln, die uns stärken für ein selbstbestimmtes Handeln im Leben.

Es ist nie zu spät, eine erfüllte Zeit im Mutterleib, eine gute Geburt und ein in tiefer Zufriedenheit gespürtes erstes Lebensjahr gehabt zu haben.

Der verlorene Zwilling – Tod im Mutterleib

Viele Menschen gehen oft jahrelang in Therapie, um sich von ihren Verlustängsten, unerklärlichen Schuldgefühlen, ihrer Panik in engen Räumen oder anderen unangenehmen Gefühlen zu befreien. Doch oft ohne Erfolg.

Die eigentliche Hintergrundkulisse und die damit verbundene Lösung ihrer Probleme werden jedoch erst mit einer systemischen Aufstellungsarbeit aufgedeckt: Der Verlust eines abgegangenen Zwillingskindes noch im Mutterleib!

Dieses bislang wenig bekannte und unterschätzte Phänomen findet immer mehr wissenschaftliche Beachtung. Aus der Sicht der Biologie stellt der vorgeburtliche Tod keine Besonderheit dar. Nach neuen Schätzungen sind zwischen 50 und 78 Prozent aller Schwangerschaften Mehrlingsschwangerschaften. So hat mindestens jedes zweite Kind, das zur Welt kommt, während seiner Entwicklung im Uterus ein Schwesterchen oder Brüderchen verloren – meistens in den ersten Wochen und ohne dass die schwangere Mutter etwas von dem Todeskampf in ihrer Gebärmutter bemerkte.

Die Beziehungen und Bindungen im Mutterleib beeinflussen aufs Tiefste unser Verhalten außerhalb des Mutterleibes. Die erste Beziehung entsteht zwischen Samen und Eizelle. Als Nächstes folgen die Beziehungen und Bindungen unter den Geschwistern im Mutterleib. Dann folgt die Bindung des Embryos an die Mutter und dann die Bindung durch die Geburt, besonders wenn sie traumatisch (z. B. der Einsatz von Geburtszange oder Saugglocke) besetzt ist. Am Lebensanfang werden die Gleise gelegt, auf denen später unser Lebenszug fährt.

Jemand, der im Mutterleib ein Zwillingsgeschwisterchen verloren hat, leidet in seinem späteren Leben an den Auswirkungen dieses unbewussten Verlustes. Er kann nicht mit seiner ganzen Kraft im Leben sein. Schuldgefühle gegenüber Anderen und Angst vor Trennungen bindet Energie und ⌐rhindert Beziehungen vollständig einzugehen. Die einen ⌐ Nähe aus Angst vor Verlust, die anderen suchen immerzu mehr Innigkeit, als ein Partner zu geben vermag. Viele erlauben sich nicht, glücklich zu sein, im unbewussten Angesicht des verlorengegangenen Zwillings.

Da sagte eine Teilnehmerin: „Liebe bedeutet Tod". Bei einem systemischen Einzelcoaching zeigte sich, dass im Augenblick der höchsten Liebe und der Verschmelzung mit einem Zwillingsgeschwisterchen dieses kurz darauf stirbt. Das Drama im Mutterbauch kann nicht größer sein: Panik, Todesangst, Verzweiflung, tiefe Trauer, auch Wut über das Gehen des Geschwisterchens, das oft wie Verrat erlebt wird. Auch will sie dem Geschwisterchen folgen, das heißt, auch sterben, um bei ihm zu sein. Dies alles mündet in Resignation und Apathie und in ihrem späteren Leben verbietet sie sich einen Partner zu lieben, weil er ja sonst sterben könnte. Vor dieser Hintergrundkulisse ist die Lebensdarstellung der Teilnehmerin mehr als verständlich: „Liebe bedeutet Tod".

Das Wiederfinden des Anderen ist ein Wendepunkt im Leben. Waren all die Verlustängste, Panikattacken, die vielen kleinen körperlichen wie auch seelischen Schmerzen für uns so lange Zeit unverständlich und sinnlos, werden wir im Wiederentdecken des Anderen leicht und vieles ergibt jetzt endlich einen Sinn. Wir kämpfen nicht um unser Dasein, sondern um den Sinn unseres Daseins. Jetzt können Wunden und Verwirrungen von selbst heilen. Selbstheilung!

Psychische Störungen sind Prozess-Störungen

Wie bereits ausgeführt, sind 98 Prozent unserer psychosomatischen Störungen Prozess-Störungen, einschließli~ ~~
psychischer Störungen, wie Lern- und Konzentrati~

rungen, oder zwanghafte Verhaltensformen. Es geht also um Prozesse, die von unserem Verständnis her die Möglichkeit einer Lösung schon enthalten. Es ist eben doch nur ein Prozess und der ist lösbar. Doch was sich in der Theorie oftmals einfach anhört, ist in der täglichen Praxis weitaus komplizierter. Die Konflikte sind vielfach erkannt, die Probleme liegen auf der Hand und dennoch kommen wir einfach nicht weiter. Meiner Ansicht nach liegt es an der falschen Perspektive, mit der wir auf die psychischen Störungen und ihren Prozess schauen. Wir glauben, dass die Ursachen für unsere Störungen in der Psyche oder im Stoffwechsel unseres Körpers liegen. Doch eine Störung sagt ja nicht gleichzeitig aus, dass die Ursache auch dort zu finden ist.

Nach einem schweren Autounfall oder Zugunglück, wie zum Beispiel 1998 in Enschede, bei dem ein ICE-Zug gegen einen Brückenpfeiler mit 200 km/h gerast ist und über 100 Menschen ums Leben kamen und fast ebenso viele schwer verletzt waren, bekommen die Beteiligten, die Angehörigen und selbst die Rettungskräfte psychologischen Beistand. Keiner wird in diesem Augenblick behaupten, dass die Ursache der aufgetretenen Störungen in der Psyche selbst zu finden ist. All unsere Störungen, körperliche wie seelische, sind innere Wirkungen auf eine äußere Ursache. Dieser Umstand sollte endlich auch dafür gelten, wenn wir mit ähnlichen Störungen in der Praxis erscheinen. Lebenserschütterungen und psychische Störungen können zeitlich sehr weit auseinanderliegen. Unsere Krankheit ist eben keine gegenwärtige Stoffwechsel-Story, sondern eine fortgeschrittene Folge von ungelösten Emotionen zu unserer sozialen Umgebung.

Zwang – Die verlorene Identität

Der Zwanghafte war in seinem Leben einem hohen Anpassungsdruck ausgesetzt gewesen, ob in der Herkunftsfamilie oder in der Partnerschaft. Es wurde von seiner sozialen Umgebung nicht nur erwartet, sich mit seinem Denken und Handeln der Gruppe anzupassen, sondern es wurde ohne Rücksicht auf seine Individualität sogar verlangt, dass es freiwillig vollzogen wird. So litt eine 53-jährige Teilnehmerin seit Jahren an krankhaften Zwängen, die zunehmend ihre Ehe mit ihrem Mann und als Mutter mit ihren Kindern belastete. Die Lösung ihres jahrelangen Martyriums lag im Aufdecken der aufgezwungenen Abtreibung ihres ersten Kindes zu Beginn ihrer Partnerschaft. Unter Tränen der emotionalen Erschütterungen dieser Momente nach über 30 Jahren wurde ihr bewusst, dass sie kurz nach der Abtreibung auch noch versucht hatte, sich selbst das Leben zunehmen. So groß war die Erschütterung über ihre Tat. Und dass sie bis heute mit diesem Mann, der die Abtreibung verlangte, trotz ihrer katholischen Erziehung zusammenlebt und mit ihm zwei Kinder hat. Ein Beispiel dafür, wie Lebenserschütterungen und psychische Störungen zeitlich sehr weit auseinanderliegen können und vermeintlich für Außenstehende keinen direkten Zusammenhang haben.

Durch das Aufgezwungene werden wir in unserer sozialen Entscheidungs- und Handlungsfreiheit stark eingegrenzt und entwickeln in deren Folge ein zwanghaftes Verhalten. Der Zwanghafte steckt damit in einem Dilemma – egal wie man sich entscheidet oder entschieden hat, man hat verloren. So ist zum Beispiel der Waschzwang des Jungen kein Ausdruck einer gestörten Psyche, sondern Ausdruck einer gestörten

sozialen Beziehung zwischen dem Jungen und seinen Eltern.

Zwang – Die Absurdität der Andere

Zwangsstörungen sind verbreiteter als angenommen und
kommen in einem Spektrum von oft harmlosen, vorüberge-
henden „Angewohnheiten" bis hin zu wirklich krankhaften
Denk- und Verhaltensweisen vor. Die echte Zwangserkran-
kung ist eine ernst zu nehmende psychische Störung, bei der
sich dem Betroffenen Gedanken und Handlungen aufdrängen, die zwar als quälend empfunden, aber dennoch umgesetzt werden müssen. Der Leidensdruck der Betroffenen,
die häufig jahrelang den Gang zu einem Fachmann vermeiden, ist beträchtlich. Generell gilt: Je stärker ein Verhalten
von dem sonst üblichen Verhalten abweicht und je mehr
es den Betroffenen in seinem alltäglichen Leben behindert
und einengt, um so eher wird man von einer zwanghaften
Störung sprechen. Den Betroffenen ist zumindest zeitwei-
lig die Unsinnigkeit ihres Denkens und Handelns bewusst.
Trotzdem gelingt es ihnen nicht, sich aus der Gefangenschaft
ihrer Zwangsgedanken und –handlungen zu befreien. Erst
nach stundenlangem Ausführen ihrer Zwänge können sie
sich wieder anderen Dingen zuwenden. Bei einem erneu-
ten Kontakt mit den Zwang auslösenden Reizen – wie zum
Beispiel Schmutz – beginnt alles wieder von vorn.

Für den systemisch-soziologischen Coach sind Zwangsstörungen soziale Störungen. Sie beginnen nach einem belastenden Konflikt in der Familie, Schule oder am Arbeitsplatz. Um
es gleich deutlich zu sagen: Zwangserkrankungen sind nicht

erblich veranlagt, sie sind also *kein genetisches Erbe, sondern ein sozialer Erwerb* – erworben im sozialen Umfeld.

Zwangshandlungen werden im Wechselspiel von Umwelteinflüssen, sozialen Beziehungen und eigenem seelischen Fühlen erworben und bilden somit kein auf sich gestelltes „*autistisches Eigenleben*", sondern in der sozialen Umgebung eine „*Einheit des Überlebens*" ab. Zwangserkrankungen und –handlungen mögen für die meisten in isolierter Sicht *absurd* erscheinen. Im Kontext zwischenmenschlicher Kommunikation aber sind sie *die einzig möglichen und besten Reaktionen auf eine absurde Kommunikation von den Anderen zu uns!*

Ein Beispiel dazu: Der 7-jährige Hans zeigt stolz in seiner Klasse kleine Knochenreste herum, die er in der Erde hinter der Kirche gefunden hat. Enthusiastisch versuchen Hans und seine Klassenkameraden herauszufinden, um welche Knochen es sich wohl handelt. Sind es Fingerknochen oder doch eher Knochen von Fußzehen? Aber eigentlich kann man nicht wirklich etwas erkennen. Doch die Lehrerin versucht, wieder die Aufmerksamkeit ihrer Schüler zu gewinnen und behauptet kurz und knapp: „Das können nur Knochen von Pestkranken sein. Ihr müsst euch ordentlich die Hände waschen, damit ihr keine Pest bekommt. Legt sie jetzt zur Seite und konzentriert euch wieder." Zu Hause wäscht sich Hans diesmal ganz ordentlich die Hände, doch seine Mutter lacht ihn dabei aus. Er müsse nicht alles glauben und er solle jetzt endlich mit dem Händewaschen aufhören. Das Essen steht auf dem Tisch. Doch nach dem Essen fängt Hans wieder an, seine Hände zu waschen. Jetzt aber heimlich, weil ihn doch keiner versteht und er doch soooooo große Angst hat, krank zu werden. Hans ist in den folgenden Tagen, Wochen und Jahren nach diesem Vorfall mit seinem Händewaschen heimlich in den *„Untergrund"* gegangen, denn keiner hat ihn und seine Empfindungen ernst genommen. Im Gegenteil, jeder hat gesagt, er sei total verrückt. Heute ist Hans 30 Jahre alt und hat Angst vor allem, was unrein sein könnte. Beurteilen Sie, lieber Leser, selbst, was wirklich verrückt und absurd war. *Kommunikationsstrukturen, sobald sie einmal zustande gekommen sind, führen ein Eigenleben, dem der Betroffene gegenüber weitgehend machtlos ist.* Die fortwährende Konfrontation mit dem Problem und der konsequente Versuch, das Problem zu vermeiden, verewigen das Problem in Wirklichkeit! Zwischenmenschliche Kommunikation ist also keine *„verzichtbare Folklore"* in der Klärung von Zwangsstörungen, sondern haben den Betroffenen einmal dazu gezwungen, bestimmte Verhaltens- oder Denkmuster immer wieder zu wiederholen.

Borderline – Eine Frage der Identität

Gesunde Menschen haben ein geschlossenes bzw. in sich ruhendes Konzept von sich selbst, das zeit- und situationsunabhängig ist. „Ich bin derselbe, der ich vor zwei Jahren und vor zehn Jahren war. Und ich bin derselbe, ob ich arbeite, Sport betreibe, mit meiner Familie zusammen bin oder schlafe." Die Identität eines gesunden Menschen beruht demnach auf einer intakten Eigenentwicklung innerhalb sozialer Lebensbeziehungen, ohne größere Einwirkung von äußeren Umfeldbedingungen.

Menschen, die an Borderline erkrankt sind, fehlt dieses Grundverständnis der eigenen Identität. In den ersten

Lebensjahren war es ihnen aufgrund von schlimmen Erlebnissen, wie schwere Krankheiten, emotionales und soziales Vakuum in der Familie, psychischer oder physischer Missbrauch, der Verlust der Eltern durch Scheidung oder Tod, nicht möglich, enge und vertraute Beziehungen aufzubauen und Intimität zuzulassen. Sie hatten selbst keine Möglichkeit eine stabile Persönlichkeit aufzubauen.

Folglich haben sie nun das Gefühl, dass der Ehepartner, der Kollege oder Freund keine stabile Persönlichkeit ist. Bei jedem kritischen Wort, jedem ernsten Blick fürchten sie, die Beziehung sei ernsthaft bedroht. Das hat weitreichende Konsequenzen: Es fällt ihnen schwer, eine befriedigende Lebensaufgabe und überhaupt einen Sinn im Leben zu finden. Ihre Lebensläufe weisen meist zerstörte Familienbeziehungen, zahlreiche Jobwechsel, berufliche und private Misserfolge jeglicher Art auf. Der Kranke kann sich selbst und andere nur in Extremen sehen, sehr gut oder sehr schlecht, sehr freundlich oder sehr gemein, sehr stark oder sehr schwach. Selbstmordversuche und andere selbstzerstörerische Handlungen sind häufig. Wie ist jetzt eine mögliche Lösung einzuleiten?

Die negativen Kindheitserlebnisse drohten die positiven Erlebnisse vollkommen zu überlagern. So spaltet das Kind bereits früh das Negative ab, um das Positive zu schützen. Der Preis dafür ist ein gespaltenes Bild, wie bereits oben ausgeführt, zu Beziehungspersonen, heute wie damals. Aus diesem Grunde sollte eine Arbeit zur Gesundung wiederum auf einer Aufmerksamkeitsspaltung beruhen, die nun eine emotionale Sinnhaftigkeit zum Erlebten eröffnet. Eine dialektische Spaltung der äußeren Aufmerksamkeit führt gleichzeitig zu einer Stärkung innerer Aufmerksamkeit. Nun öffnet sich der Weg nach innen, die Person erhält Zugriff auf ihre gesammelten Erfahrungen aus früheren Orientierungsstörungen und ihr wird es ermöglicht, jetzt ihr Verhalten nachhaltig zu korrigieren und ihre aktuellen Beziehungsprobleme zu lösen.

Keiner ist allein krank – ADS und ADHS

Die Aufmerksamkeitsdefizitstörung ohne Hyperaktivität (ADS) oder mit Hyperaktivität (ADHS) ist eine im Kindesalter beginnende psychische Störung. Sie zeichnet sich aus durch Symptome, wie ungewöhnlich hohe Ablenkbarkeit, spontane Aktivitäten von kurzer Dauer, überhäufiges Wechseln zwischen Aktivitäten, ständige motorische Unruhe und geringes Durchhaltevermögen bzw. Ausdauer bei der Bewältigung von Aufgaben. Etwa 4 bis 8 Prozent der Kinder in Deutschland zeigen Symptome einer Aufmerksamkeitsdefizitstörung mit oder ohne Hyperaktivität.

Seit 2003 ist ADS/ADHS auch im Erwachsenenalter anerkannt. Betroffene im Erwachsenenalter zeigen verschiedene andere psychische Störungen, wie Depressionen, Angststörungen, Störungen des Selbstbildes und Selbstwertgefühls sowie soziale Phobien. Bei Frauen werden auch verstärkt Essstörungen, wie Magersucht und Bulimie, als Begleiterkrankung zu ADS/ADHS beobachtet.

Um das Wesen psychischer Störungen, wie ADS/ADHS, zu verstehen, ist es wichtig, sich über das Familiensystem klar zu werden und herauszufinden, welche Rolle die Krankheit in dieser Familie übernommen hat. Wie sind die Beziehungen in der Familie beschaffen? Wie kommunizieren ihre einzelnen Mitglieder miteinander? Welche Vorstellungen haben sie voneinander?

Psychische Störungen sind Störungen in Beziehungen und nicht Störungen in der Seele eines einzelnen Menschen. Keiner ist allein krank.

Der systemische Ansatz basiert auf der Art und Weise, in der die Menschen miteinander kommunizieren und im Kommunizieren dann in Schwierigkeiten kommen können. Wenn ich zum Beispiel meine systemische Arbeit betreibe, ist für mich der Patient nicht das Kind oder Vater und Mutter, sondern die Beziehung zwischen den Familienmitgliedern.

Kinder mit Symptomen, wie hohe Ablenkbarkeit, haben Eltern mit starren Standpunkten, an denen sie lange festhalten. Nicht kontrollierbares überaktives Verhalten bei den Kindern deutet auf Eltern hin, die alles unter Kontrolle haben müssen. Kinder mit ADHS-Symptomen zeigen auf ein unbewegliches, zögerndes, an Maßstäben und Regeln festhaltendes Familiensystem. Probleme darf es nicht geben, deshalb wird es vermieden, miteinander zu reden, wenn es Konflikte gibt. Immer wieder stößt man in Familien auf das Phänomen, dass sich alles um den „Problemfall" dreht und sich die anderen Familienmitglieder um diesen herum stabilisieren.

Daher kann die Auslösung der Symptome bei dem Träger nur erfolgen, wenn die Bilder, die die einzelnen Familienmitglieder voneinander haben, zur Sprache gebracht und verändert werden. Familiensysteme gleichen einem Mobile. Wir verändern etwas an einer Stelle, und eine andere kommt in Bewegung.

Doch die erste Aufgabe auf dem Lösungsweg ist es, Eltern von psychotischen Kindern von einer meist eingebildeten

Schuld zu entlasten. Sie geben sich die Schuld, das Leben ihrer Kinder zerstört zu haben. So verfolgte eine Mutter bis heute eine Situation, in der sie ihren etwa 4-jährigen Sohn in einem Einkaufszentrum verloren hatte und ihn erst nach einer Stunde wiederfand. Sie muss noch heute weinen, wenn sie davon spricht, wie es ihm damals so allein wohl ergangen ist.

Der kleine Bach

Ein romantisches Plädoyer für die lebenserhaltende Unordnung der Natur und gegen Anpassungsdenken. Eine pädagogische Geschichte zum Nachdenken, Weinen, Lachen und Hoffnung schöpfen. Sie werden nach der Lektüre des „Kleinen Bach" Ihre eigene Erziehung in einem völlig anderen Licht sehen – *und in der Lage sein, zu entdecken, wo gut gemeinte, aber schlecht gemachte Erziehung noch in Ihren Knochen steckt und für Konflikte sorgt.*

Hoch oben, im eisigen Gebirge, gibt es einen alten Gletscher. Ein Gletscher, das ist eine riesige Eismasse, die sich nur ganz langsam vorwärts schiebt. Man kann sich das vorstellen wie einen vollständig gefrorenen Fluss. Dieser Gletscher bewegt sich Stück für Stück bergab und schiebt dabei grimmig alles zur Seite und vor sich her, was sich ihm in den Weg stellt. Geröllbrocken, Bäume, ja sogar Felsen halten der großen Kraft des Gletschers nicht stand. Und so bewegt sich das Eis unaufhaltsam immer weiter talwärts. Viele Bergwanderer und Forscher besuchen oft den Gletscher und bestaunen seine Unaufhaltsamkeit und beständige Kraft.

In einem ganz anderen Gebirge, dort, wo es freundlicher

und nicht so kalt ist, entspringt inmitten der Felsen eine kraftvolle, sprudelnde Quelle. Diese Quelle füllt über einen breiten Wasserfall einen großen blauen See mit frischem, klarem Wasser. Hierhin kommen viele Menschen, trinken das gesunde, frische Quellwasser und baden sogar in dem See. Besonders Menschen, die krank sind, kommen her zum Baden, denn das Wasser macht sie mit seiner wohltuenden Reinheit wieder völlig gesund, sagen sie.

Die Quelle und der See haben eine Tochter. Ein kleines quirliges Flüsschen, welches direkt aus dem See quer durch ein paar Wiesen sprudelt und in seinem Lauf zu einem großen, schönen Mäander wird. Ein Mäander ist ein Fluss, der in elegant geschwungenen Kurven fließt. Viele bunte Schiffe, voll mit vergnügten Menschen, fahren sonntags auf ihr und erfreuen sich an ihrer Gleichmäßigkeit und an dem kurvigen, geschwungenen Ufer. Dieser ruhige und anmutige Mäander fließt quer durch das ganze Land und mündet mit einem letzten großen Schlenker im weiten Meer, dort, wo eines Tages alles Wasser einmal hin fließt.

Auch der Gletscher hat einen Abkömmling. Dort, wo der Gletscher weit in das sonnenbeschienene Tal ragt, schmilzt das Eis und wird zu einem breiten, wilden Strom. Dieser Strom trägt so viel Wasser in seinem Verlauf, dass er, genau wie sein Vater, der Gletscher, alle Hindernisse in seinem Weg mitreißt oder beiseiteschiebt. Und genau wie die Mäander fließt der Strom ebenfalls quer durchs Land. Aber auf ihm fahren große, eilige Frachtkähne, die mit ihrer Ladung schwer und tief im Wasser liegen. Dort, wo der Strom durch große Städte kommt, ist er besonders schnell und gerade, denn die Menschen haben das Ufer mit Spundbohlen befestigt. Dadurch bleibt das Wasser noch gerader in seinem

Flussbett. Das Baden ist dort streng verboten, denn die Kraft des Stromes ist so groß, dass alles, was dort hineinfällt, gnadenlos mitgerissen wird und bis zum Meer getrieben wird, dort, wo einmal alles Wasser mündet.

So fließen die beiden Gewässer, die schöne Mäander und der breite Strom, durch das ganze Land, von ihrem Ursprung in den Bergen bis hin zum Meer. Doch gibt es eine Stelle, nahe einer kleinen idyllischen Stadt, an dem die beiden Wasser sich sehr nahe kommen. Dort, wo die Mäander wieder einmal eine ihrer schönen, geschwungenen Kurven hat, fließt dicht vorbei der breite, stolze Strom. Der Strom ist entzückt von der ruhigen Schönheit, die sich gleichmäßig durch das Land schlängelt. Und die Mäander ist beeindruckt von der Kraft und Geradlinigkeit, mit der der Strom sich fast pfeilgerade durch das Land bahnt. Sie verlieben sich ineinander.

Es wird Herbst und so kommt es, dass es ein paar Tage hintereinander regnet und regnet und regnet. Randvoll werden die beiden Flüsse durch das zusätzliche Regenwasser und treten mit einem schwungvollen Schwappen über die Ufer. Und zwar genau an der Stelle, wo sich eine der schönsten Kurven der Mäander befindet und ebenfalls genau dort, wo das Ufer des mächtigen Stromes nicht befestigt ist, sondern nur aus Kieselsteinen besteht. Hier bildet sich jeweils ein kleiner Rinnsal, der durch die Kraft des übertretenden Wassers tiefer wird und zu einem gemeinsamen Bach zusammenläuft. Dieser Bach plätschert von nun an munter und vergnügt zwischen den beiden großen Wasserstraßen hin und her.

Nun ist es so, dass der kleine, wilde Bach noch nicht besonders viel Wasser trägt und ständig den großen Steinen in der Landschaft ausweichen muss. Wo immer ein schwererer Brocken liegt, platscht das Wasser einfach dagegen und muss drum herum fließen. Er ist einfach noch zu schwach, um, genau wie der große Vater Strom, die Felsen zu überspülen oder gar mitzureißen. Und der will ja nur das Beste für seinen Sohnemann und ermahnt ihn ungeduldig, er solle sich nicht ständig ablenken lassen. Er sagt: „Du willst doch auch einmal im Meer ankommen. Also, dann lass dich nicht von so ein paar Steinbrocken aufhalten. Stemm dich ordentlich dagegen und räume sie weg. Das ist doch ganz leicht."

Doch der kleine Bach schafft es einfach nicht. Schon das kleinste Hindernis reicht aus, um sein Wasser umzuleiten. Das wissen sogar die Kinder und die ganz frechen schleppen hin und wieder alte Autoreifen herbei, nur damit der Bach sich einen anderen Weg bahnen muss. Wie gemein! Eigentlich sieht er gar nicht recht ein, warum er sich überhaupt die Mühe machen soll, um zum Meer zu kommen. Hier ist es doch auch sehr schön. Viel lieber spielt er mit den Fischen und hört den Fröschen bei ihrem lustigen Gequake zu, als sich um die blöden Steine zu scheren. Sollen die doch bleiben, wo sie sind. Er versteht sowieso nicht recht, warum er sich nicht, genau wie seine wie Mama, einfach schlängeln darf.

Als dann eines Tages einmal ein kleiner, junger Weidenbusch zu nah am Ufer steht, gelingt es dem Bach mit aller Kraft, diesen zu entwurzeln und mitzureißen. Und obwohl die arme Weide ihm etwas leidtut, zeigt er seinem Vater stolz die hilflos treibenden Zweige und hofft dabei, endlich einmal ein bisschen Lob zu bekommen. Doch der Vater deutet ungeduldig auf einen großen, morschen Eichenstumpf an seinem Rand, der es wagt, Widerstand zu leisten. Und –

ruck – da reißen die Fluten das Gehölz heraus und spülen es gnadenlos weiter. „Hast du gesehen? So macht man das. Wenn du das nicht auch bald kannst, wirst du nie ein richtiger Fluss und die Menschen bauen eine Betonröhre um dich herum und fangen dich damit ein. Dann bist du ein Abwasserkanal und landest in einer Kläranlage und nicht im Meer".

Enttäuscht weint der kleine Bach dicke, nasse Tränen, so dass auch alle Fische in ihm traurig werden und weinen. Doch die Mutter Mäander tröstet ihr kleines Wildwasser und schickt ihm ein paar kräftige Schlucke reinsten Quellwassers, direkt von Oma Quelle in den Bergen. Das macht ihn quirlig und er bekommt wieder etwas bessere Laune.

So vergeht das Jahr und der Winter kommt und bringt Schnee und Kälte ins Land. Und während auf der Mäander die Menschen Schlittschuh laufen, heißen Tee verkaufen und Spaß haben, fahren auf dem großen Strom die Eisbrecher auf und ab und sorgen dafür, dass er in Bewegung bleibt, denn die Schifffahrt muss ja weitergehen. Unaufhaltsam fließt der große Strom, egal was da kommt. Der kleine Bach aber friert einfach nur bitterlich und kann sich vor lauter Eis kaum bewegen. Und weil er so klein ist, interessieren sich noch nicht einmal die Kinder für ihn. Er ist einfach zu klein und zu schwach. Und immer öfter sagt er sich: „Ich werde niemals ein Fluss. Niemals schaffe ich das. Ich werde in einer Betonröhre gefangen und habe keine Fische mehr und sehe nicht mehr meine Eltern und lande in einer Kläranlage."

Monatelang ist der kleine Bach völlig niedergeschlagen. Doch dann kommt der Frühling mit seinen lachenden Sonnenstrahlen. Das Eis schmilzt und mit dem Frühling kommen die Singvögel aus dem Süden zurück und alles Leben ringsherum erblüht. Die Fische, die in dem kleinen Bach den ganzen Winter über ihre gemütliche Ruhe hatten, fangen an zu springen und die Schilfpflanzen recken ihre Hälse zum Himmel und beginnen zu blühen. Und auch Menschen kommen zu dem kleinen Bach, der immer noch zwischen den großen Steinen hin und her geschubst wird. Die Menschen haben Bagger und Schaufeln dabei und beginnen, früh am Morgen um das Ufer herum zu graben und zu buddeln. Das erschreckt den kleinen Bach fürchterlich. Denn mit einem Mal kommt ihm die schreckliche Erkenntnis: „Jetzt bauen sie die Röhre, von dem Papa immer erzählt hat. Jetzt fangen sie mich ein. Ich werde nie wieder Mama und Papa sehen und meine Frösche und meine Pflanzen!" Und der kleine Bach heult so jämmerlich, dass sogar die Vögel am Himmel Mitleid haben und sich in einer langen Reihe ans Ufer setzen.

Es dauert sehr, sehr lange, bis dass der kleine Bach sich etwas beruhigt und sich traut, einmal aufzublicken. Es ist bereits Sommer und es scheint, als ob in diesem Jahr besonders viele Fische, Vögel, Pflanzen und sogar die geliebten Frösche, die immer so lustig quaken, da sind. Der kleine Bach blickt verschüchtert um sich und erwartet eigentlich, dass er nun in einer stockdusteren, dreckigen Abwasserröhre gefangen ist. Doch nichts von alledem ist zu sehen. Nur in ganz weiter Ferne steht jetzt ein kleiner, sauberer grüner Zaun. Ein paar Vögel sitzen darauf und zwitschern sich Neuigkeiten zu. Der kleine Bach wundert sich sehr. Und da entdeckt er noch etwas: In großen Abständen entlang des Zaunes sind einige Schilder aufgestellt. Auf denen befinden sich ein buntes Wappen und schwarze Buchstaben. Darauf zu lesen ist: „Wasserschutzgebiet – Betreten streng verboten. Hier leben vom Aussterben bedrohte Tier- und Pflanzenarten".

Der kleine Bach kann es zunächst gar nicht richtig fassen. Die Gedanken schießen alle gleichzeitig durch ihn hindurch: Er ist von den Menschen zum Naturschutzgebiet erklärt worden. Genau so, wie er immer gewesen ist, ist er für sie etwas Besonderes. Er muss sich gar nicht zum Meer durcharbeiten, sondern er darf einfach ein kleiner Bach bleiben. Die Fische und Vögel und Pflanzen und Frösche, die er so gern hat, das quirlige, sprudelnde, klare Wasser, all das lieben auch die Menschen an ihm. So sehr, dass sie ihren kleinen, unbeholfenen Bachlauf genau so für immer behalten wollen.

Und wieder weint der kleine Bach. Aber diesmal vor Freude. Und die Fische springen dazu in hohen Bögen aus dem Wasser und machen Bauchklatscher und die Frösche quaken wie immer aufgeregt durcheinander.

Ein Nachwort vom kleinen Bach:
Seitdem ich ein Wasserschutzgebiet bin, ist etwas Lustiges geschehen. Die Menschen in den bunten Ausflugsdampfern, die Mama bringt, kommen oft rüber zu mir an den Zaun und staunen und machen viele Fotos. Und Papa hat sogar eine Spundbohlenwand für sein Ufer bekommen, damit er bei Hochwasser nicht meine Wiesen verdreckt. Und neulich waren wieder ganz viele Kinder da. Aber diesmal haben sie keine Autoreifen mitgebracht, sondern die alten sogar eingesammelt und mitgenommen.

Legasthenie – die Schwäche des Einen ist die Stärke des Anderen

Mehr als 5 Millionen Deutsche haben eine Lese- und Rechtschreib-Schwäche (LRS), die mit dem Begriff Legasthenie bezeichnet wird. Unter Legasthenie oder LRS wird eine mehr oder weniger massive und lang andauernde Störung der Schriftsprache verstanden und als Intelligenzschwäche gründlich missverstanden. Als Ursache werden genetische Fehl-Dispositionen bei der Wahrnehmungsverarbeitung angenommen. Die Störung tritt ohne eine plausible Erklärung, wie Minderbegabung oder schlechte Beschulung, auf. Damit ist eine Heilung aus therapeutischer Sicht umstritten, aber man kann die Probleme mindern. Soweit eine klassifizierte Übersicht zur Legasthenie in Kurzfassung.

Doch Legasthenie ist keine genetische Krankheitsgeschichte, sondern eine emotionale Leidensgeschichte zwischen der betroffenen Person und seinen Bezugspersonen.

In der systemischen Arbeit erkennen wir die Schwäche des Kindes als Spiegelbild der Familie. Dabei ist es von größter Bedeutung, den „Spiegel-Vergleich" richtig zu interpretieren. Halten wir einen Zettel mit dem Wort Leben in den Spiegel, so lesen wir im Spiegel auf dem Zettel Nebel. Dieser Vergleich ist durchaus symbolisch gemeint. Das Kind mit der Rechtschreibschwäche steht im wahrsten Sinne des Wortes im Nebel, wie die Eltern als Spiegelbild zum Nebel wortstark im Leben stehen. Das Kind hat sich unbewusst in die gegensätzliche Polarität zu seinen Eltern bzw. Bezugspersonen im Familiensystem bewegt. Diese systemische Bewegung drückt sich in einer Lese- und Rechtschreibschwäche aus und ist Teil einer spezifischen Kommunikationsstruktur innerhalb der Familie. Warum tun sich dann viele Therapien damit so schwer, das eingelöste Kind aus der Struktur auszulösen?

Erfahrungsgemäß helfen eben gute Anleitungen bzw. Tipps aus der umfangreichen Ratgeber-Sparte auch wirklich nichts. Im Gegenteil: Man fühlt sich nur noch ein bisschen schlechter. Und so wirkt Legasthenie für die rund fünf Millionen Deutschen sehr veränderungsresistent. Warum das so ist, wird verständlich, wenn wir Legasthenie einmal nicht als genetische Störung oder inneren Lebenskonflikt verstehen, sondern als eine spezifische Kommunikationsstruktur, die die Beziehungen innerhalb der Familie stabilisiert. Mit dieser ganzheitlichen Sichtweise ist nun eine Tür aufgestoßen, über deren Schwelle die Legasthenie nachhaltig ausgelöst werden kann. Jede therapeutische Arbeit, die die hier dargelegte *Schwäche/Stärke-Polarität* überwindet, löst den Betroffenen nachhaltig aus der Lese- und Rechtschreibschwäche heraus.

Alles-ist-möglich-Mythos

Jedes fünfte Kind ist psychisch auffällig. Das Traurige an dieser Meldung ist, dass sie uns noch nicht einmal überrascht. Pflegen wir doch selbst ein Bild, dass disziplinarische Probleme schon im Kindergarten beginnen, sich die Gewalt an der Schule fortsetzt und zahlreiche Kinder hyperaktiv und aggressiv sind. Warum spitzt sich die Lage von Kindern und Jugendlichen derart zu?

Waren die Nachkriegsjahre vor allem durch Fortschrittsglauben und Wohlstand gekennzeichnet, ist der Blick in die

Zukunft der gegenwärtigen wirtschaftlichen Situation vor allem mit Angst verbunden. Diese tiefsitzende Angst vor der Zukunft, die Jugendliche regelrecht lähmt, wird von dem Alles-ist-möglich-Mythos der Gesellschaft noch zusätzlich angeheizt. „Alles ist möglich, wenn man sich nur anstrengt", sagen Popstars. „Wer reich ist, hat alles richtig gemacht", sagen die Medien und sogar die Eltern. Dieser Machbarkeitsmythos geht so weit, dass die Jugendlichen ihren Lehrern und Eltern nicht mehr vertrauen. *Denn die erzählen ihnen zwar, wie sie es anstellen sollen, erfolgreich zu sein – fahren selbst aber einen Kleinwagen.*

Die natürlichen Beziehungen zwischen Jugendlichen und Eltern sind verunsichert und funktionieren nicht mehr. Dazu folgende Frage als kleines Experiment: Wie viel Haushalts-Nettoeinkommen pro Monat ist nötig, um zu den 5 Prozent der reichsten Deutschen zu gehören?

30.000,- €, 50.000,- €, 75.000,- € und mehr sind die häufigsten genannten Beträge. Doch es sind tatsächlich nur 5.000,- € netto pro Monat. Durch eine starke mediale Fokussierung auf einzelne Superreiche, die sich im Promillebereich bewegen, haben wir eine extreme Fehlwahrnehmung. Diese Fehlwahrnehmung ist im höchsten Maße demotivierend und führt uns in eine existenzielle Frustration. Dagegen sind 5.000,- € ein überschaubarer Betrag, der uns eine „gefühlte Erreichbarkeit" gibt. Wir gewinnen unsere natürliche, angeborene Antriebskraft zurück und besinnen uns auf unsere individuellen Möglichkeiten, statt sinnlosen Idealvorstellungen unerreichbar hinterherzurennen.

Sinnvolle Anerkennung – Das spezifische Lob

Es ist nicht entscheidend, dass man Anerkennung und Lob ausspricht, sondern wie man lobt. „Die Katze hast du aber schön gemalt!" Mit solch einem spezifischen Lob – in diesem Beispiel für ein bestimmtes Bild – können Eltern ihre Kinder optimal fördern. Nicht so gut ist dagegen ein unspezifisches Lob: „Du bist eine tolle Malerin!" Eine so allgemeine Anerkennung macht Kinder später einmal sehr sensibel für Kritik – und vielfach motivationslos. An der Stanford-Universität haben die Wissenschaftler herausgefunden, dass Kinder, die im ersten Durchlauf für das Malen eines Bildes ein generelles Lob erhalten hatten, im zweiten Durchlauf sehr sensibel auf Kritik reagierten. Sie verloren das Interesse an dem Malen der Bilder und äußerten keine Ideen zur Verbesserung.

Im Gegensatz dazu zeigten sich die Kinder, die im ersten Durchlauf ein spezifisches Lob erhalten hatten, robuster gegenüber der Kritik im zweiten Durchlauf und machten sofort Vorschläge, wie die Bilder berichtigt werden könnten. Durch allgemein geäußerte Anerkennung verinnerlichten die Kinder, dass sie gut malen könnten, und hielten diese Fähigkeit für eine überdauernde Eigenschaft. Wurden sie dann mit Kritik konfrontiert, verloren sie ihre Motivation. *Das spezifische Lob hingegen ist belohnend, ohne jedoch falsches Vertrauen in die eigenen Fähigkeiten aufzubauen.* Dadurch werden die Kinder motiviert, immer wieder ihr Bestes zu geben.

Scheidungskinder — Die zerrissenen Wesen

Noch vor einigen Jahren hielt man Scheidungen für die betroffenen Kinder für ungefähr so anstrengend wie einen lästigen Schnupfen. Dann entdeckte man, dass der Nachwuchs vielleicht doch eher eine schwere Grippe durchmacht, und nun setzt sich langsam die Einsicht durch, dass viele Kinder, besonders die 4- bis 12-jährigen, echten Schaden nehmen, wenn die Eltern sich scheiden lassen. Sie sind die Hauptleidtragenden unglücklicher und geschiedener Ehen. Fast jede dritte Ehe wird wieder geschieden, am häufigsten im vierten Jahr ihres Bestehens. Mehr als 200.000 Ehen pro Jahr. Die meisten Kinder erleben die Trennung ihrer Eltern mit, wenn sie zwischen drei und dreizehn Jahre alt sind, also in der besonders ungünstigen Altersstufe.

Der Trennung geht eine lange Zeit des Konflikts zwischen den Eltern voraus. Für die Kinder beginnt eine Zeit mit Schock, Angst und Wut, wenn sie erfahren, dass die Ehe ihrer Eltern zerbrochen ist. In dieser kritischen Zeit haben Kinder zwei ganz spezifische Bedürfnisse: Erstens verlangen sie verstärkt nach emotionaler Unterstützung, während sie sich an die so gänzlich anderen Lebensumstände anzupassen versuchen. Zweitens sind sie auf eine einigermaßen verlässliche, tägliche Routine angewiesen. Leider haben gerade in dieser Zeit die Eltern selbst zu viele Probleme und Ängste, um ihren Kindern richtig zu helfen. Ein Kind kann es nur ganz schwer verstehen oder gar akzeptieren, wenn sein Vater oder seine Mutter eines Tages aus der gemeinsamen Wohnung auszieht und es verlässt — so wird das Kind in einen Strudel von Gefühlen gerissen, reagiert verwirrt, bestürzt und angstvoll.

Seine tiefe Sicherheit, die im Zusammenleben mit beiden Eltern ihr Fundament hatte, ist erschüttert worden. Von Vater oder Mutter getrennt zu werden, tut jedem Kind weh und erfüllt es mit Wut. Durch die Trennung von einem Elternteil erlebt das Kind einen schweren Verlust, dessen Endgültigkeit selbst seine Eltern oft gar nicht erkennen oder wahrhaben wollen.

Viele moderne Scheidungswillige machen es sich leicht mit der Floskel: Nichts ist schlechter für Kinder als ehelicher Streit. Dass diese Annahme auf tönernen Füssen steht, lehrt eine neue Studie aus USA. Kindern geht es in nicht furchtbar glücklichen, also normal streitgeladenen Ehen meist besser als Scheidungskindern. So gaben 52 Prozent der Befragten, die aus selbst scheinbar „guten" Scheidungen kamen, an, dass ihr Familienleben nach der Scheidung „anstrengend" war. Das fanden nur 35 Prozent der Befragten aus unglücklichen und gerade mal 6 Prozent aus glücklichen Familien.

Diese Irreführung ist Resultat der Definitionshoheit der Erwachsenen. Was für diese gut ist, soll auch für die Kinder gut sein. Sicherlich kann eine Scheidung besser sein als eine fortlaufende Auseinandersetzung, doch selbst die „bessere Version" liegt den Kleinen oft schwer auf der Seele. Solange die Eltern verheiratet sind, ist es auch ihre Aufgabe, mit dem Ehekonflikt umzugehen. *Sobald sie geschieden sind, ist der Ehekonflikt Aufgabe der Kinder geworden, damit umzugehen.*

Das Leben von Scheidungskindern ist durchweg härter, agieren doch die Eltern nach der Scheidung wie entgegengesetzte Pole. Die Kinder sind mit der monumentalen Aufgabe konfrontiert, in sehr jungen Jahren die unterschiedlichen Wertvorstellungen und Lebensgestaltungen von Vater und Mutter allein verstehen zu müssen. Weil sie sich je nach Aufenthalt anders verhalten müssen, gibt es auch in Scheidungsfamilien viel mehr Geheimnisse und Lügen als in intakten Familien. Auf die Frage „Wenn Sie als Kind Trost brauchten, was haben Sie getan?" antworteten 69 Prozent der Befragten aus intakten Familien, dass sie zu beiden Eltern gingen, aber nur 33 Prozent der Scheidungskinder suchten die Nähe der Eltern.

Auch wenn Scheidungskinder häufiger bei den Müttern leben, wird das Verhältnis zu ihnen ebenso beschädigt wie das zu den Vätern. Fast dreimal so viele Scheidungskinder (38 Prozent) erklären: „Es gibt Dinge, die meine Mutter getan hat, die ich ihr kaum je verzeihen kann." Das sagen nur 13 Prozent aus intakten Familien. 51 Prozent der Scheidungskinder sagen dasselbe über ihre Väter, verglichen mit 17 Prozent aus intakten Familien.

Eine bestimmte Anzahl, insbesondere der hoch konfliktreichen Ehen, wird stets in Scheidung enden. Für solche und alle Ehen, die von Gewalttätigkeit, Alkoholismus oder gar Inzest gezeichnet sind, ist Scheidung eine lebensnotwendige Option.

Als systemischer Berater geht es mir um die Hinwendung zum Kind und die Anerkennung des emotionalen Elends, in das viele durch die Trennung der Eltern gestürzt werden. *Ein Kind ist nicht nur dann ein Scheidungsopfer, wenn es zum Schulversager oder Psychofall wird. Auch die vielen superselbständigen, oft einsamen, viel zu früh erwachsenen Mütterkümmerer sind zerrissene Wesen. Dass sie nicht immer daran zerbrechen, kann kaum bedeuten, dass die Scheidung keine Spuren hinterlassen hat.*

Depression – Die existenzielle Frustration

Die Depression ist die am häufigsten auftretende Erkrankung und ist charakterisiert durch Antriebs- und Denkhemmung, Stimmungseinengung, innere Unruhe, Schlafstörungen; begleitend mit Gefühlen von Minderwertigkeit, Hilfs- und Hoffnungslosigkeit, Schuldgefühlen, mangelnder Entscheidungsfähigkeit und einhergehend mit körperlichen Symptomen, wie Gewichtsproblemen, undefinierbaren Schmerzen und einem quälenden Druckgefühl auf der Brust. Mit anderen Worten: *Ein bunter Strauß funktionaler Beschwerden.*

Die gängige Therapieempfehlung lautet heutzutage: medikamentöse Behandlung mit Antidepressiva und/oder Psychotherapie. Meiner Meinung nach sollten wir den Umgang mit Depressionen ausgewogener gestalten, indem die in der Depression enthaltenden Informationen entschlüsselt und nicht länger „blind bekämpft" werden. Eins ist dabei jedem von uns verständlich. Unternimmt man nichts, wird das „Kranke" reifen. Tut man etwas dagegen, reift „Gesundes" heran. Damit ist der Depressive nicht Sklave einer unbestimmten Kraft, sondern kann selbst entscheiden, ob er seinen Zustand verbessern möchte.

Meiner Erfahrung nach verbirgt sich hinter dem schulmedizinischen Etikett der Depression eine existenzielle Frustration, das heißt, bereits im frühkindlichen Stadium gab es eine subjektiv empfundene Bedrohung der eigenen Existenz (Schock), die dann in den fortschreitenden Jahren umschlug in Angst, nicht genügend Anerkennung zu bekommen (Angsterkrankung), und in der Gegenwart im zwischenmenschlichen Beziehungschaos (Zwang) versinkt.

Dazu ein Fallbeispiel aus meiner systemischen Einzelberatung:

Frau W., 42 Jahre, hatte bereits als Kind immer wieder verschiedene psychosomatische Störungen (Hinweis auf traumatische Erlebnisse). Seit dem 24. Lebensjahr plagten sie depressive Zustände. Sie hatte schon unzählige Therapien versucht und wieder abgebrochen, war arbeitsunfähig geworden und bereits mit 40 Jahren in Frührente, bevor sie zu mir kam. Auch bei ihr fanden wir gemeinsam zunächst das Muster einer sehr frühen Existenzgefährdung, die in den Jahren darauf in Angst und nervliche Anspannung überging und zu den besagten psychosomatischen Störungen in ihrer Kinder- und Jugendzeit führten. All dies führte in den Jahren darauf zwangsläufig in der Partnerschaft, im Arbeitsverhältnis und in der Beziehung zum Elternhaus in ein zwischenmenschliches Chaos und in den Verlust des eigenen Lebenssinns. Nach drei systemischen Beratungssitzungen und dem eigenen Erkennen, dass sie gegen diesen Gegner „Existenzbedrohung" allein keine Chance und einen sinnlosen Kampf geführt hatte, hatte sie jetzt alle ihre funktionellen Beschwerden verloren, die ihr zuvor das Leben zur Hölle gemacht hatten, und einen neuen Lebenssinn für ihre Zukunft gewonnen.

Um es gleich vorweg zusagen. Das Abschmelzen eines Lebenskonflikts und das Vordringen zu den auf Eis gelegten Gefühlen ist harte seelische Arbeit. Die Belohnung ist ein Leben in „selbst-bewusster" Freiheit, verbunden mit der Hingabe in eine sinnvolle Lebensaufgabe.

Die Depressionen überwinden wir im sinnhaften Finden der Vergangenheit, verbunden mit einer sinnvollen Zukunft. Je mehr unser Leben Sinn bekommt, umso stärker wachsen wir. Denn

der Urgrund menschlichen Daseins ist nicht Chaos, sondern
Sinnhaftigkeit.

Depression – Der verlorene Lebenssinn

Vor einiger Zeit kam eine Teilnehmerin (TN) zu mir in ein Einzeltraining. Sie hatte bereits vier Jahre Psychoanalyse und diverse andere Therapien in den letzten Jahren hinter sich gebracht, doch sie fühlte sich immer noch deprimiert.

Ich bat sie, mir zu erzählen, warum sie die Therapien für notwendig hielt. Es stellte sich heraus, dass sie mit ihrem Job unzufrieden war und sich mit der Firmenpolitik zunehmend schwerer identifizieren konnte. Ihre Therapeutin hatte ihr nun daraufhin gesagt, sie solle sich mit ihrem Vater versöhnen, denn die Kollegen, der Chef usw. seien „nichts anderes" als Vater-Figuren und ihre berufliche Unzufriedenheit sei der Hass, den sie gegenüber ihrem Vater hege. Vier Jahre lang hatte sie sich nun dieser Interpretation zugewandt und wurde zunehmend verwirrter.

In unserem Einzeltraining wurde ihr klar, dass sie von ihrem Beruf frustriert war und sich im Grunde ihres Herzens schon immer nach einer anderen Arbeit gesehnt hat! Verantwortlich für ihre Seelenqualen war nicht das Verhältnis zu ihrem Vater, sondern ihre Unfähigkeit, sich eine Arbeit vorzustellen und sich vor allem für eine Arbeit zu entscheiden, die ihr „endlich" wirklich etwas bedeutete.

Vor Kurzem habe ich von ihr erfahren, dass es ihr wirklich sehr gut geht, denn sie hat ihre Lebens- bzw. Berufsaufgabe gefunden und wird nach der Ausbildung ihren Job kündigen.

Im Gegensatz zu unserem Lebensfilm ist ein Kinofilm, der gerade fertiggestellt und abgespielt wurde, abgeschlossen. Unser Lebensfilm wird immer nur weiter „aufgenommen", nie fertiggestellt und nie vorgeführt! Das bedeutet gleichzeitig, dass unsere Zukunft glücklicherweise „offen" ist. Sie muss geformt werden und bleibt damit in unserer Verantwortung!

Unser Familiensystem ist sicherlich ein sehr bedeutender Bestimmungsfaktor unserer Individualität und Ähnlichkeit. Es zeichnet uns als Mitglied eines Systems aus, aber auch nicht mehr. Die Zukunft muss noch geformt werden und bleibt damit immer in unserer Verantwortung!

Chronische Erschöpfung – Der Verlust von Lebenssinn

Einen Erschöpfungszustand kennt wohl jeder Mensch in unterschiedlichem Ausprägungsgrad. Wir wissen, dass nach einer Phase anhaltender sowohl psychischer als auch physischer Anstrengung in der Regel die Kräfte nachlassen und eine Regenerations- bzw. Erholungsphase notwendig wird, um sich wieder zu stärken. Die akute Erschöpfung verlangt nach Ruhe und Schlaf. Dieser Zyklus ist an sich ein normaler Vorgang, der unserer physiologischen und emotionalen Struktur entspricht.

Ganz anders die chronische Erschöpfung. Sie zeigt sich als eine ständige Müdigkeit, an der alles Aus-Ruhen und Aus-Schlafen nichts ändert. Sie ist Ausdruck einer schweren körperlichen und seelischen Erkrankung und verlangt damit nach einer Veränderung der gesamten Ökologie, der Energieaufnahme und –abgabe, des betroffenen Menschen. Die chronische Erschöpfung ist ein Ausdruck einer *blockierten Energie*, als ein Mangel an Energie. Die Blockade ist der Verlust eines Lebenssinns. Wenn man das verliert, was einem das Leben bedeutet, dann ist einem alles andere eigentlich ziemlich egal. Man könnte genauso gut auch tot sein. Wenn unsere momentane Lebensmelodie so klingt, wie soll sich dann unser Immunsystem motivieren und den Kampf für unser Leben aufnehmen?

Wo das Leben durch sinnlose Formen blockiert ist, heißt das Ergebnis zwangsläufig Lebenskrise und nicht Lebensfreude und –aktivität. Wichtig für unser Leben ist eben ein sinnvoller Inhalt. Ein systemdynamisches Training, dessen Kern aus emotionalem Erfassen systemischer Informationen besteht, kann hier helfen, sorgfältig herauszufinden, was der selbst-bestimmte Lebenssinn bzw. Lebensinhalt sein kann.

Doppelbindungen – Eine Anomalie der Kommunikation

Neben mangelndem Lebenssinn kann die Ursache für unsere Lähmungserscheinungen und unser Erschöpftsein in verbalen Botschaften aus unserer Umgebung begründet sein, die doppelte Signale enthalten. Diese doppelten Botschaften können beim Empfänger zu Lähmungs- und Erschöpfungssymptomen führen.

„Verbessere die Situation, aber verändere nichts!" – „Du kannst deinen Vater gern besuchen, aber mich macht das unglücklich!" – „Du kannst solange fort bleiben, wie du möchtest, aber komm nicht zu spät nach Hause." – „Du kannst mit uns über alles reden, aber lass mich mit deinen Problemen in Ruhe."

Diese „verbindlichen Botschaften" in der Eltern-Kind-Beziehung enthalten negative Aspekte und richten sich mit widersprechenden Reaktions- und Handlungsaufforderungen an das Kind. Eine solche Anomalie von Kommunikation führt in unserem Erwachsenendasein direkt in psychische Störungen. Besonders gefährlich werden diese Doppelbindungen in der Eltern-Kind-Beziehung, wenn zusätzlich ein „drittes Gebot" kommuniziert wird, das zum Beispiel wie folgt lautet: "Kritik an dem, was gesagt wird, ist verboten und der Ort des Geschehens kann nicht verlassen werden." *Eltern als Autoritätspersonen mit einem hohen Anpassungsdruck auf das Kind.*

„Dein Vater hat dich nicht bestraft, weil er böse ist, sondern weil du böse warst. Dein Vater schlägt dich somit, weil er es gut mit dir meint!" Damit wird das Kind in eine gewünschte Form gebracht. Die Schläge waren eine gute, notwendige Erziehungsmaßnahme. *Das Kind bekommt Schuldgefühle und darf sich nicht als Opfer erkennen, und den Täter auch nicht.*

Spätere Aussagen von derartigen Opfern sind Sätze wie: „Ich konnte es meiner Mutter nie recht machen", oder: „Was immer ich auch gemacht habe, ich hatte so oder so verloren".

Burn-out-Syndrom – Die mangelhafte Passgenauigkeit!

Im deutschen Gesundheitswesen versteht man das Burn-out-Syndrom als ein „Ausgebranntsein" und als einen „Zustand seelischer und körperlicher Erschöpfung, innerer Distanzierung und anschließendem Leistungsabfall" infolge von beruflicher Überbeanspruchung.

Die Ursachen sind vielfältig: hohe Arbeitsbelastung; schlechte Arbeitsbedingungen; Zeitdruck; schlechtes Betriebsklima; wachsende Verantwortung; Nacht- und Schichtarbeit; unzulängliche materielle Ausstattung des Arbeitsplatzes; schlechte Kommunikation unter allen Beteiligten; zu geringe Unterstützung durch den Vorgesetzten; wachsende Komplexität und Unüberschaubarkeit der Arbeitsabläufe und –zusammenhänge; unzureichender Einfluss auf die Arbeitsorganisation; Hierarchieprobleme; Verwaltungszwänge; Verordnungsflut; ferner ständige organisatorische Umstellungen, ohne die Betroffenen in Planung und Entscheidung einzubeziehen, bei Misserfolgen aber verantwortlich zu machen; zuletzt die wachsende Angst vor Arbeitsplatzverlust u.v.a.m.

Und die Wirkungen aus diesen Lebensbedingungen sind nicht weniger vielfältig: Resignation, Reizbarkeit, Aggression, Misstrauen, Sarkasmus, Zynismus, seelische Verhärtung und Verflachung des Gemütslebens, Schlaf-, Appetit- und sexuelle Störungen, zunehmende Infektanfälligkeit, Partner- und Eheprobleme, Magen-Darm-Leiden, Herz- und Kreislaufbeschwerden bis hin zu Selbsttötungsgedanken usw. Fachleute im Gesundheitswesen sagen voraus, dass psychische Erkrankungen bis zum Jahre 2020 die zweithäufigste Ursache für verminderte Arbeitsfähigkeit sein wird.

Ist all dies nur auf eine zunehmende Arbeitsbelastung, den Kampf um den Arbeitsplatz, den Verlust von Solidarität und auf eine Versagensangst gegenüber dem Leistungsdruck zurückzuführen? Sind Babys, Jugendliche, Schüler, Studenten, Mütter, Hausfrauen, Sportler, Rentner und viele andere mehr in der Bewältigung des täglichen Auf und Ab von einem Burn-out ausgeschlossen? Wohl kaum.

Der Kern des Problems liegt nicht in der täglichen Arbeit, *sondern mit welchem Lebenssinn wir das tun, was wir glauben, tun zu müssen.* Aus systemischer Sicht sind die psychischen und physiologischen Symptome Ausdruck einer mangelhaften Passgenauigkeit von Mensch, Lebenssinn und Lebensumgebung. Diese bewusst oder unbewusst selbst verursachte mangelhafte Passgenauigkeit von Selbstbewusstsein und seinem Platz in der Gesellschaft, in der Arbeitswelt, in der Familie, in der Schulklasse und im Sport führt jeden von uns früher oder später in die aufgezählten Symptome.

Bekannte Sportler, wie Sven Hannawald (Skispringer) oder Sebastian Deisler (FC Bayern München) sind Beweis genug dafür. *Jeder, der sich im Alltag festgefahren fühlt, unzufrieden mit sich selbst und seinem Tun ist und trotzdem nichts dagegen tut, unterdrückt sich selbst und seinen ganz individuellen Lebenssinn.*

Wer dabei mehr auf die Form, wie Beförderung, finanzieller Status, beste Mutter, erfolgreichster Sportler usw., achtet als auf den Inhalt, gerät schnell in eine sinnlose Quälerei. *Doch wir kämpfen in unserem Leben nicht allein um unser Dasein, sondern um den Sinn unseres Daseins.* Ein Selbstmörder sieht vielleicht in seinem Leben keinen Sinn mehr, dafür aber im Sterben. Sonst würde er sich nicht das Leben nehmen. Ihm erscheint das Leben sinnlos, das Sterben jedoch sinnvoll. Das Pendant von Burn-out-Opfern sind doch nicht Müßiggänger, sondern Menschen, die bei sich selbst sind. Für diese Menschen ist das entscheidende Ziel nicht der sinnlose Status, sondern der sinnvolle Inhalt ihres Lebens.

Was der Sport schon lange zeigt, gilt ohne Abstriche auch für unser Leben: Lebenssiege werden im Kopf gewonnen.

Lebenserfolge sind das sichtbar gewordene Ergebnis innerer Einstellung. *Wo das innere Wohlbefinden als Nebensache angesehen wird, heißt das Ergebnis nicht Lebensfreude, sondern Lebenskrise.*

Überempfindlichkeit – Ein Leben über den Möglichkeiten

Wie Leistungssportler unter einem „Übertraining" leiden, können wir durch uns selbst oder durch andere in ein Übermaß an Lebensleistungen geraten, das uns krank macht. Anzeichen dafür sind häufige Infektionen, Gelenk-, Rücken- und allgemeine Körperschmerzen sowie Müdigkeit. Hinzu kommt eine oft drastische Stimmungsverschlechterung. Dieses Übermaß erinnert stark an die Krankheitsdynamik eines Burn-out-Syndroms. Wo ein Leben unter dem eigenen Maß zu vielschichtigen Symptomen eines Burn-outs führen kann, kann ein Leben über dem eigenen Maß nicht weit von den gleichen Symptomen eines Burn-outs entfernt sein. In der Analogie verhält es sich damit wie der Alkoholiker zum Abstinenzler. *Der eine greift gierig nach jedem Glas, der andere geißelt jeden, der gierig nach jedem Glas greift. Beide haben das gleiche Thema!*

Ziele richtig programmieren

Es ist ein Trugschluss zu glauben, dass wir aus uns selbst heraus Ziele schöpfen können. Unsere Herausforderung in der Zielprogrammierung besteht darin, sie in produktiven und bereichernden Formen *in Beziehung zu anderen Menschen zu schaffen*. Das empfundene Getrenntsein – Ich, Du und Wir - bedeutet nicht, dass wir unsere Ziele, Werte und unseren Lebenssinn nur in unserem Inneren suchen sollten. Dieser Irrtum entspricht dem alten Glauben, dass wir eine unabhängige Persönlichkeit sind, der in Wirklichkeit in Isolation führt. Man hat uns beigebracht, bestimmte Dinge zu suchen. Aber im Grunde interessiert uns das gar nicht. Uns interessiert in erster Linie, *wie wir uns von anderen Menschen unterscheiden und so eine eigene Identität finden können*. Doch Identität kann nur der gewinnen, der sich als ein Teil eines Ganzen sieht, und sich damit „unterscheidet" von anderen.

Es geht also um Unterschiede in Beziehungen zu anderen Menschen.

Je leichter wir uns ein Ziel in Beziehung zu anderen Menschen vorstellen können, desto wahrscheinlicher erscheint uns das Ziel.

„Ich bin ich" und ich habe es schön, und ich besitze ein schönes Haus und einen Mercedes und eine gute Frau und was sonst noch alles führt zu einem Scheuklappen-Egoismus – eine besondere Form des Autismus.

Wirkliche Selbstbestimmung und Selbstverwirklichung können wir nur in produktiven Beziehungen zwischen dem ICH und dem DU finden.

Je mehr wir unsere Welt und die Welt der Anderen wahrnehmen und berücksichtigen, umso selbstbestimmter und realistischer können unsere Entscheidungen für unsere Ziele, Werte und unseren Lebenssinn sein. Je mehr wir unseren Beziehungen zu Anderen und zur Umwelt bewusst sind, desto freier und sicherer werden unsere Entscheidungen auf dem Weg zur persönlichen Erfüllung. Es ist wichtig zu erkennen, dass jeder Mensch nur von seiner eigenen Perspektive her sieht, und eben diese Perspektive haben wir aus Beziehungen in der Vergangenheit – und ihre Ergebnisse wirken in die Zukunft hinein.

Finanzielles Chaos – Erheben über das Partikuläre

Darf nun im Zusammenhang mit Lebenskrisen, Krankheiten und Gesundheit auch über unsere Finanzkrisen nachgedacht werden? Man darf nicht nur, sondern man sollte meiner Ansicht nach unbedingt das Thema Finanzen aufgreifen und symbolisch als eine „Krankheit unserer Schaffenskraft" sehen. Zumal das Wort vom lateinischen Wort „finare" abstammt und übersetzt bedeutet „zum Ende kommen". Wir gewinnen demnach unsere Schaffenskraft und unsere Finanzen zurück, wenn wir mit einem unbewussten Lebensumstand zum Ende kommen. Das wirft gleich die Frage nach den erlebten Umständen im Leben auf. Eine Gemeinsamkeit hatten alle Teilnehmer, die dieses Thema angegangen sind. Sie mussten sich als Kind mit „einem Elternteil zusammenraufen". Es war nur ein Elternteil des Familiensystems verfügbar. Der andere Elternteil war abwesend, durch Scheidung, Tod, Arbeit oder wie auch immer. Auf jeden Fall hat auch der anwesende Elternteil uns keinen *Eigenwert* vermittelt. Wir waren gezwungen, die *Lebenswerte,* die uns vorgelebt wurden, zu übernehmen und hatten keine Chance, *eigene Werte* zu entwickeln. Im fortgeschrittenen Lebensalter erheben wir uns dann über das Partikuläre. Wir sprechen jetzt mit Zynismus und Sarkasmus für alle und alles und *entwerten* damit unser Leben. Wir entwerten unsere Vergangenheit und bemerken nicht, dass wir damit gleichzeitig auch unsere Zukunft entwerten. *Voller Lust* steuern wir in den finanziellen *Verlust* und übersehen dabei, schwierige Situationen als Bewährungsprobe, als eine Währung zum persönlichen Wachstum zu erleben.

Parkinson – Angst und Langeweile

Das Parkinson-Syndrom ist ein neurologisches Krankheitsbild des fortgeschrittenen Lebensalters und wird signifikant als eine idiopathische Erkrankung eingestuft. Das heißt, mögliche Ursachen im Sinne einer Entstehung durch innere oder äußere Einflussfaktoren sind diagnostisch nicht fassbar. Medizinisch gesichert ist, dass durch das Absterben von Zellen im Mittelhirn ein Mangel an dem Botenstoff Dopamin entsteht. Es handelt sich damit um einen Mangel auf dem männlichen Pol des Zentralnervensystems. Die Folge davon muss ein Überwiegen des Gegenpols, das dem weiblichen Pol zuzurechnen ist, sein.

Systemisch gesehen ist dies bereis ein wichtiger Anhaltspunkt. Demnach müsste der Vater des Betroffenen in der Familie erschöpft bzw. nicht anwesend gewesen sein und das Kind wurde durch allgemeines Chaos und andauernde Auseinandersetzungen mit der Mutter indirekt auf den Gegenpol gezwungen. Mit anderen Worten: Dem Kind blieb nichts anderes übrig, als Ruhe zu geben, was zu Unterforderung und Langeweile führt.

Zurück zum Krankheitsbild. Die resultierenden Symptome sind ein ausdrucksloses Gesicht und eine allgemeine Starre.

Die Bewegungen sind aufgrund des Dopamin-Mangels verlangsamt, die Mitbewegungen, zum Beispiel der Arme beim Gehen, fehlen. Zur verlangsamten Bewegungsarmut kommt ein starkes Zittern, das besonders in der Ruhe auftritt. Die Sprechweise ist leise, abgehackt und monoton. *Die Erkrankung tritt demnach meist besonders bei Menschen auf, die ihr Leben unter hohen Ansprüchen – als Antwort auf die kindliche Unterforderung – sich selbst gegenüber, gelebt haben.* Und auch dieser Umstand ist systemisch betrachtet auffallend, handelt es sich doch meist um Menschen, die den Anspruch erheben, etwas in der Welt bewegen zu wollen. Sollten sie in der Kindheit in einer familiären Dynamik gelebt haben, die vor Unterforderung starr war? Im wahrsten Sinne des Wortes verziehen die Betroffenen keine Miene. Sie haben offensichtlich gelernt, sich keinerlei gefühlsmäßige Regung anmerken zu lassen. Neben dem Erstarren drückt sich im Krankheitsbild auch eine tiefe Angst aus, die auftaucht, sobald man zur Ruhe kommt.

Obwohl den Betroffenen selbst bewusst ist, wie unbeweglich und unflexibel sie in den Tiefen ihrer Seele sind, trotz all der eindrucksvollen Dinge, um die sich stets bemüht haben, wollen sie im zunehmenden Alter einen Teil ihrer frühkindlichen Familiendynamik, die von Erstarrung und Angst geprägt war, abschütteln. Haben sie doch im Schweiße ihres Angesichts versucht, in der Welt noch etwas Besonderes zu erreichen. Parkinson ist demnach Ausdruck einer Angst, neben dem hohen Anspruch und sicherlich auch verwirklichten Leistungen das Wesentliche doch nicht erreicht zu haben. Das Krankheitsbild demonstriert eindrucksvoll die Diskrepanz zwischen Wollen und Können im Vorstadium eines sichtbaren Körperausdrucks.

Dopamin – Aha, so geht das!

Wenn wir bei Ikea einen Schrank kaufen und hinterher zu Hause mit der Konstruktionsanleitung und den diversen Teilen kämpfen, dann kommt – hoffentlich – irgendwann einmal ein Punkt, an dem uns plötzlich klar wird: *Aha, so geht es!* Und von da an ziehen wir ein Handlungsprogramm durch, an dessen Ende der fertige Schrank steht. Der Zeitpunkt eines solchen Aha-Erlebnisses lässt sich eindeutig am veränderten Verhalten und an einem kurzzeitigen Dopaminausstoß in dem entsprechenden Gehirnareal ablesen. Fehlt uns das Aha-Erlebnis zu dem sozialen Chaos mit den andauernden Auseinandersetzungen und deren Bedeutung in unserem Familiensystem, kommt es zu einem verminderten Dopamin-Ausstoß und den damit verbundenen Einschränkungen im vegetativen Nervensystem. Demnach führt ein Mangel an emotionaler und sozialer Zuneigung zwangsläufig zu einem Mangel an Dopamin und in Folge zu psychischen Störungen, wie ADS bzw. ADHS, Parkinson und vieles mehr. *Damit ist Dopamin der biologische Vertreter sozialer Fairness.*

Multiple Sklerose – Abgeschlagen im eigenen Lebenslauf

Die Multiple Sklerose (MS) ist eine entzündliche Erkrankung des zentralen Nervensystems und die zweithäufigste neurologische Erkrankung jüngerer Erwachsener. Auf der körperlichen Ebene zeichnet sich die Krankheit durch zwei wesentliche Merkmale aus. Zum einen treten im Gehirn und im Rückenmark verstreut Entzündungen auf und zum anderen zeigen die neuesten Untersuchungen, dass es zu einer zellulären Schädigung und gänzlichen *Untergang der Axone* kommt. Ohne jetzt weiter auf die formale Logik einzugehen, könnten wir uns aus systemischer Sicht fragen, was die Analogie zu dieser Krankheit ist.

Übereinstimmend haben die Teilnehmer, mit denen ich systemisch an diesem Krankheitsbild arbeiten durfte, von einer entzündlichen Familienumgebung gesprochen, in der der *Untergang des eigenen Selbst* drohte – wie die Axone. Sie mussten sich immer wieder einem Familienangehörigen und seinen Forderungen widersetzen. Das ging manchmal schon so weit, dass man sich schon selbst in Frage gestellt hat. Gehirn und Rückenmark stehen symbolisch für unser Selbst. Und genau in diesem Punkt haben wir uns an der familiären Umgebung immer wieder entzündet. An einer Entwicklung eines starken Selbst war in dieser Familie nicht zu denken. *Im Gegenteil, wir sind in der Art und Weise, wie sich andere Familienmitglieder uns gegenüber verhalten haben und von uns Nachfolge gefordert haben, nicht aufgegangen, sondern untergegangen –* wie unsere Axone, die in fortgeschrittener Folge in unserem Körper untergegangen sind. *Abgeschlagen im eigenen Lebenslauf, weil unser Selbst nicht gefördert, sondern gefordert wurde.*

Und so finden wir uns in unserem späteren Leben laufend in Lebensumständen und in Partnerschaften wieder, die uns nicht fördern, sondern von uns Nachfolge fordern. Erst wenn wir diese emotionalen Umstände unserer Hintergrundkulisse erkennen und ein starkes Selbst leben lernen, haben wir die größtmögliche Chance, uns von diesem Krankheitsbild zu lösen.

Meine Bewunderung gehört der Frau, die nach der eindeutigen Diagnose von MS ihr Leben augenblicklich geändert hatte, alle medizinischen Ratschläge in den Wind schlug und fortan so lebte, wie sie es selbst wollte. Zwei Jahre später ergab eine Lumbalpunktion, dass sie keine Multiple Sklerose mehr hatte. Kommen wir noch ein letztes Mal auf die formale Logik zurück. MS ist keine klassische Erbkrankheit, ist nicht ansteckend und nur selten tödlich. *Damit liegt kein Defekt-Symptom, sondern ein Prozess-Symptom vor, und einen Prozess, das wissen wir bereits, kann man bekanntlich verändern.*

Angst – Unser fehlgedeutetes Denken

Angst ist kurz gesagt vergleichbar mit unserer Telefonrechnung, die die Gesprächsdauer benennt und abrechnet, aber den Inhalt der Gespräche nicht kennt. Doch der Reihe nach. Zunächst ist wesentlich zu verstehen, was genau Angst ist. Psychologisch verstehen wir unter Angst eine phobische (ängstliche) Reaktion auf eine spezifische Situation. Nehmen wir als Beispiel die Flugangst: Durch die Besonderheiten in einem Flugzeug ist den in ihm befindlichen Menschen weitgehend oder vollständig die Kontrolle entzogen, weshalb sich ein Teil der Menschen – und das ist wesentlich – Gedanken zu machen beginnt, die die Angst erzeugen.

Der Inhalt dieser Gedanken kann sehr verschieden sein: Ein Teil fürchtet sich vor dem Absturz: „Hoffentlich stürzen wir nicht ab", ein anderer Teil macht sich zwar keine Sorgen um das Abstürzen, dafür aber umso mehr wegen der Besonderheit, das Flugzeug während der Flugzeit von mehreren Stunden nicht verlassen zu können: „Hoffentlich komme ich bald wieder raus". Wieder Andere fürchten sich vor der

kommt ihm ein Zweifel: Was, wenn der Nachbar mir den Hammer nicht leihen will? Gestern schon grüßte er mich nur so flüchtig. Vielleicht war er in Eile. Vielleicht hat er die Eile nur vorgeschützt, und er hat was gegen mich. Und was? Ich habe ihm nichts getan; der bildet sich da etwas ein. Wenn jemand von mir ein Werkzeug borgen wollte, ich gäbe es ihm sofort. Und warum er nicht? Wie kann man einem Mitmenschen einen so einfachen Gefallen abschlagen? Leute wie dieser Kerl vergiften einem das Leben. Und dann bildet er sich noch ein, ich sei auf ihn angewiesen. Bloß weil er einen Hammer hat. Jetzt reicht's mir wirklich. – Und so stürmt er hinüber, läutet, der Nachbar öffnet, doch bevor er „Guten Tag" sagen kann, schreit ihn unser Mann an: „Behalten Sie Ihren Hammer, Sie Rüpel!"

Häufigste Krankheit ist die Diagnose

Rund 80 Prozent davon, was ein Arzt während seiner Ausbildung lernt, betrifft die Diagnose, also die möglichst genaue Suche nach den Krankheitsursachen. Nur die restlichen 20 Prozent seines Wissens helfen ihm, entdeckte Krankheiten zu behandeln. Dieses Missverhältnis ist mitverantwortlich für ein Übel der modernen Medizin: Suche nur lange genug, dann wird deine Vermutung schon bestätigt werden.

Dabei steht fest: Zu viel Diagnose steigert die Kosten und macht den Patienten keineswegs gesünder, sondern sogar eher krank. Schon der Wiener Spötter Karl Kraus hat es gewusst: „Die häufigste Krankheit ist die Diagnose." So warnte bereits Helmut Gillmann, einer der Altväter der Internisten: „Je mehr diagnostische Parameter herangezogen

werden, desto geringer wird der Prozentsatz völlig normaler Menschen. Untersucht man Menschen, die sich gesund
fühlen, mit 20 Messmethoden, so sind nur 36 Prozent völlig
normal. Bei 100 Messmethoden ist nur noch 1 Prozent der
Menschen als völlig normal zu bezeichnen." Als systemischer
Trainer kann ich nur sagen: *Achtung vor der Fixierung des
Status*. Eine Krankheit ohne Namen verschwindet schnel-
ler. Hat das Kind erst einmal einen Namen, fixieren wir
bereits das Symptom! Wie die Angst, die vor dem davon
läuft, was sie fürchtet, und damit das, was sie fürchtet, erst
richtig fixiert. Oder der Zwang, der Sturm läuft gegen das
zwanghafte Verhalten, und damit erst richtig das Symptom
fixiert. Hier ist eine „Ent-Differenzierung" die richtige systemische Arbeit.

Chronische Polyarthritis – Gescheitert trotz Beweglichkeit

Die chronische Polyarthritis ist die häufigste entzündliche
Erkrankung der Gelenke, zunächst beginnend in den Fin-
ger- oder Zehengelenken. Es können auch andere Gelenke
betroffen sein, wie Hand-, Knie-, Schulter-, Fuß- und Hüft-
gelenke. Die Gelenke schwellen an und sind überwärmt,
weshalb eine Rötung an den betroffenen Gelenken hinzu-
kommen kann. Diesen entzündlichen Charakter erkennt
man auch bereits in der Bezeichnung Polyarthritis – die
Wortendung „-itis" kennzeichnet entzündliche Prozesse.
Die Ursache für diese Erkrankung ist bislang ungeklärt und
erschöpft sich schnell in der Annahme einer autoimmunen
Ursache. Lange Zeit wurde sogar ein Bakterien- oder Vi-

renbefall als Ursache angenommen, was aber die neuesten Studien widerlegen.

Eine der größten Hürden bei der Heilung von Krankheitsbildern ist es, die Mehrdeutigkeit auf die individuelle Identität zu interpretieren, das heißt, die zugrunde liegende Bedeutung richtig zu verstehen und zu deuten. Für die Mehrzahl der formal-analytischen Schulmediziner ist die chronische Polarthritis eine körperliche Funktionsstörung und damit eine biochemische Disposition, die mit Medikamenten bekämpft werden muss. Für den inhaltlichen Alternativmediziner ist die chronische Polyarthritis dagegen ein symbolischer Ausdruck von falschen Lebenseinstellungen. So ist die eingeschränkte Beweglichkeit der Gelenke für den Alternativmediziner Inhalt von mentaler Unbeweglichkeit des Klienten in seinem Leben. Und umgehend erfolgt die Maßgabe, dass wir doch endlich einmal mehr Bewegung in unserem Leben zulassen sollten, Anderen gegenüber zugänglicher sein und nicht immer so auf die eigene Meinung beharren sollten. Würde man diesen Anleitungen folgen, würde das Heilung bedeuten. Dass das nicht so ist, haben wir alle selbst schon zu spüren bekommen. Im Gegenteil, aus meiner systemischen Sicht betrachtet, ist es *eine perfekte Anleitung zum weiteren Unglücklichsein*.

Als systemischer Berater ist für mich die chronische Polyarthritis also keine gegenwärtige biochemische Stoffwechselgeschichte und auch keine Symbolik einer *bewussten* Lebenseinstellung, sondern eine fortgeschrittene emotionale und vor allem *unbewusste* Leidensgeschichte von Anpassung und sozialer Akzeptanz. Chronische Polyarthritis besagt, dass man sich auf unliebsame Standortbedingungen (Knie), auf unliebsame Bedingungen der Sexualität (Hüfte/Becken), auf unliebsame Einschränkungen des eigenen individuellen Freiraums (Extremitäten/Finger) eingelassen hat, nachgegeben hat, sich aber dennoch nicht integriert erfährt. Die Gelenkentzündung bedeutet, dass man sich vergeblich den sozialen Bedingungen gebeugt hat, um soziale Akzeptanz zu erfahren, und über diesen Umstand und über sich selbst erzürnt ist. Es ist der gescheiterte Versuch, durch ein hohes Maß an sozialer Beweglichkeit und Anpassung soziale Akzeptanz von Anderen zu erfahren.

Jetzt ist für jeden Betroffenen der Augenblick gekommen, seine chronische Polyarthritis im Hinblick auf seine einzigartige Lebensgeschichte richtig zu verstehen und zu deuten, um mit Hilfe eines systemischen Beraters eine unmittelbare Gesundung herbeizuführen. Um Krankheitsmotive zu erkennen, müssen Symptome eben nicht nur verstanden, sondern im Zusammenhang mit der ganzen Lebensgeschichte gesehen werden. *Das Ganze ist eben mehr als nur die Summe seiner Teile.*

Autoimmunkrankheiten – Ein Kampf gegen Integration

Die klassische Immunologie erblickt im Immunsystem ein Verteidigungssystem, das oft mit militärischen Metaphern beschrieben wird. Da ist eine Heerschar von weißen Blutkörperchen, die als brave Soldaten jeden unliebsamen Eindringling vernichten.

Aber sieht unser Immunsystem nicht vielmehr aus wie ein Netzwerk, vergleichbar mit einem Netzwerk von Menschen, die an einem Ort zusammenkommen, miteinander reden, je etwas Individuelles wollen, und wenn es für alle gut läuft, Neues schaffen – als Soldaten, die nur nach einem Feind Ausschau halten. Das Immunsystem ist ein sich selbst organisierendes System. Selbstorganisation kann man wie folgt beschreiben: Alle Elemente eines Systems sind miteinander verschränkt (geschlossene Beziehung/Lebensort) und entwickeln aus Beobachtung – ohne den Eigenwert zu kennen – stabile Formen des Verhaltens. *Ordnung* entsteht aus dem System selbst heraus. *Achtung, wir dürfen Ordnung nicht mit Korrektur verwechseln.* Ordnung heißt, alles aufeinander abzustimmen. So wird selbst die Krankheit von unserem selbstorganisierenden Bewusstseinssystem weiterhin *verordnet.*

Können Sie jetzt schon den systemischen Hintergrund einer Autoimmunkrankheit erahnen? Sind in einer Familien nicht auch viele Menschen (Elemente) an einem Ort zusammen, reden miteinander, wollen auch je etwas Individuelles durchsetzen, und wenn es gut läuft, werden keine faulen Kompromisse, sondern Neues geschaffen? Autoimmunkrankheiten deuten darauf hin, dass es für diesen erkrankten Menschen in dem System nicht so gut gelaufen ist. Er musste sich einem Verhalten in der Familie aus moralischen oder sonstigen Gründen beugen, die seinem Eigenwert gegenläufig waren. Eine Autoimmunkrankheit ver*hält* sich auch gegenläufig. Sie *hält* fest am scheinbaren Eigenausdruck und führt einen endlosen Kampf gegen die Integration.

Betrachten Sie einmal Magersucht aus der Perspektive einer Autoimmunkrankheit. Unter dem scheinbar ausweglosen Druck, zwischen den Eltern und der schwerkranken Großmutter zu existieren, verwandelt sich das brave Mädchen in einen selbstzerstörerischen Menschen. Jetzt ist der systemische Hintergrund verständlicher. Das magersüchtige Mädchen möchte nicht in ihrem Körper integriert sein und bringt analog in ihrem Körper zum Ausdruck: *In dieser Familie (Körper) möchte ich nicht integriert sein.* Wird dieser Zusammenhang dem betroffenen Menschen klar, eröffnet sich von selbst ein Weg aus der Grube, die man sich selbst gegraben hat.

Diabetes Typ I – Das vergrabene Ich

Dieses Krankheitsbild stellt eine Autoimmunkrankheit dar. Doch Achtung, in diesem konkreten Krankheitsbild haben wir uns nicht selbst eine Grube gegraben, sondern wir sind in eine Grube gefallen. Diabetes Typ I ist gekennzeichnet durch ein fehlgeleitetes Immunsystem. Unsere „*offenen*" Organe, wie Leber, Galle und Bauchspeicheldrüse, *verschließen* sich. In diesem Fall verschließt sich die Bauchspeicheldrüse und produziert nicht mehr genügend Insulin. Es muss von außen zugeführt werden. Der systemische Hintergrund ist, dass ein großes Ereignis die bis dahin gelebte *Offenheit* gegenüber dem Leben jäh *verschlossen* hat. Verlust von wichtigen persönlichen Beziehungen, wie von ganz lieb empfundenen Menschen oder von unserem Beruf, in dem wir zuvor aufgegangen sind. Mit dem erlittenen Verlust sind wir von nun an jedem Erkenntnisakt gegenüber dem Leben *verschlossen* und vergraben. Wir werden müde gegenüber dem Leben. Das erste Anzeichen einer Diabetes Typ I.

Wenn der Verlust von Lebensbrücken der Auslöser für unsere Krankheit war, dann stellt sich natürlich die Frage, wie kann ich meine Gesundheit einlösen? Wo es in unserem

Leben einen Auslöser in die Krankheit gab, so gibt es auch einen Einlöser in unsere Gesundheit. Wir brauchen neue, starke Lebensbrücken, die uns wieder ein *„Leben mit offenem Ausgang"* führen lassen!

Cholesterin – Nach innen gekehrt

Stellen Sie sich einmal eine Pflanze vor, wie sie in der Erde wurzelt und aus eben dieser Erde Wasser zieht und an die Atmosphäre abgibt, wie sie Sonnenenergie stofflich bindet und der Erde übergibt, wie sie den umgebenden Insekten und Tieren zur Verfügung steht, wie sie hilflos den Umweltbedingungen ausgeliefert ist. *Ein Wesen, das bewusstlos mit seiner Umgebung verbunden ist.*

Ganz anders der Mensch: Er kann sich von seinen Wurzeln lösen, extremen Umgebungsbedingungen entfliehen oder sich ihnen gegenüberstellen, er kann sich abgrenzen oder darin aufgehen. *Der Mensch ist ein Wesen, das mit Bewusstsein seiner Umgebung entbunden ist.*

Dieser Umstand ist mit dem Naturstoff Cholesterin in unserem Körper aufs Engste verbunden: Cholesterin ist ein wasserunlösliches Fett (Lipid) und kommt nur in tierischen und menschlichen Zellen vor, wo es darum geht, Räume voneinander abzugrenzen, zu entbinden, um damit letztendlich differenzierte Organ-Funktionen zu ermöglichen – also in intrazellulären Räumen und Zellmembranen. Cholesterin ist also ein lebensnotwendiger, strukturbildender Naturstoff in Organismen, der die Stabilität der Zellen erhöht und auch noch an der Ein- und Ausschleusung von Hormonen beteiligt ist.

Besonders gehäuft kommt Cholesterin im Zentralner-
vensystem (ZNS – umfasst Gehirn und Rückenmark), im
peripheren Nervensystem (PNS – umfasst den Teil des
Nervensystems, der außerhalb des Gehirns und Rücken-
marks liegt), in den Nebennieren und im Eidotter vor. Die
Nervenscheiden (Zellmembranen) werden zum Beispiel
mit Hilfe des Cholesterins vom umgebenden Milieu entbunden. Das ermöglicht überhaupt erst die Funktion der
Nerven. Man kann also sagen, dass Cholesterin durch seine
strukturbildende Kraft eine bewusstseinstragende Organisation in unserem Körper erst möglich macht. Cholesterin
hat noch eine andere wichtige Funktion. Als Ausgangspro-
dukt ist es Vorläufer von anderen lebenswichtigen Stoffen,
wie Gallensäure, Vitamin D, Nebennierenhormone und
Geschlechtshormone, wie Androgene für den Mann und
Östrogene für die Frau. Alles Stoffe, die uns ermöglichen,
als Mann oder Frau in diesem Leib zu leben und zu arbeiten.
Eine Cholesterinbestimmung bei einer Laboruntersuchung
wird nicht durchgeführt, um eine Erkrankung nachzuweisen,
sondern um das Arterioskleroserisiko (Verfettungsrisiko)
eines Menschen einzuschätzen. Die durch einen Laborbe-
fund bestimmten Cholesterinwerte haben eine besondere
Bedeutung bei der Erkrankung der Herzkranzgefäße, wie
Angina Pectoris und Herzinfarkt, aber auch für Gehirnschlag
(Schlaganfall, Apoplexie), Nierenschädigungen und Durch-
blutungsstörungen der Gliedmaßen.
Da Cholesterin ein wasserunlösliches Fett ist, unser Körper
aber aus 70 Prozent Wasser besteht, braucht Cholesterin
auf seiner Reise durch unseren Körper ein Transportmittel.
*So wie zu Beginn unseres Lebens unsere Eltern uns begleiten,
so begleiten Lipoproteine Cholesterin auf seiner Reise durch*

den Körper. Das LDL-Protein (Triglycerid) transportiert das Cholesterin durch unsere Blutbahnen in die peripheren Zellen. Das HDL-Protein nimmt das Cholesterin aus den peripheren Zellen wieder auf und transportiert es zur Leber, dem hauptsächlichen Ausscheidungsorgan des Cholesterins. Besteht ein erhöhtes Risiko von Arteriosklerose und Herzinfarkt, dann haben wir einen erhöhten Cholesterin-Transport (LDL-Cholesterinwert) in die Zellen gegenüber dem üblichen Abtransport (HDL-Cholesterinwert) aus den Zellen.

In der Körpersoziologie bedeutet dieser Umstand, dass der Betroffene sich aufgrund heftiger sozialer Beziehungen festgefahren und sich *Mangels Hilfe von Seiten seiner „Reisebegleiter" nach innen gekehrt und sich als Schutz vor „eindringenden Wesen" eingemauert hat.*
Aus meist unbewussten Erlebnissen im Frühstadium der Kindheit ist es den Betroffenen in ihrer späteren Reise durch ihr Leben nicht gelungen, ihr Leben mit dem Partner so zu verwirklichen, wie sie es sich immer vorgestellt haben. Sie konnten ihrem Leben nicht den gewünschten Rahmen geben – *jetzt baut Cholesterin den Rahmen im Körper.* Man zieht sich von dem Anderen, mit dem man im Diskurs über die Lebensführung steht, zurück und hat verstärkt gegensätzliche Meinungen, auch wenn sie objektiv falsch sind. Man ist einfach nicht mehr bereit, sich dem scheinbaren Druck des Anderen zu beugen oder sogar nachzugeben. Im Gegenteil, man muss sich ja gegenüber den „Eindringlingen" tatkräftig erwehren, weil sie einen ja überhaupt nicht mehr verstehen. Da hilft nur, sich ordentlich einzumauern! Ein erhöhter Cholesterinwert oder erhöhter Triglycerinwert

ist demnach nicht Ausdruck einer biochemischen Störung in unserem Körper, sondern in erster Linie Ausdruck einer zwischenmenschlichen Beziehungsstörung, die im Körper zu einer negativen Rückkopplung führt.

Einmal mehr zeigt sich, dass wir nicht erblich kranke Wesen sind, die Gefangene ihres Schicksals sind, sondern Gestalter des eigenen Lebens. Doch dafür brauchen wir einen wirksamen Mit-Arbeiter (Coach), der uns „kitzelt" und mit uns gemeinsam unsere alten Vorstellungen und Einstellungen zu den Mauern *entbindet.* Denn unser Denken kann Mauern zum Einstürzen bringen, Krankheiten besiegen und unsere Ängste und Zwänge lösen. *Nur, allein „kitzeln" können wir uns noch nicht!*

Wenn unsere Cholesterinwerte vom Arzt als gut bezeichnet werden, dann liegt es daran, dass wir einen hohen HDL-Wert gegenüber dem LDL-Wert haben. Was nichts anders bedeutet, als dass in unserem Körper das Cholesterin im rechten Maße von den peripheren Zellen mit dem HDL-Protein wieder abtransportiert wird und *wir selbst ein Mensch sind, der eine hohe Bereitschaft der Wandlung und Veränderung auf seiner Reise durch sein Leben aufweist.*

Ein Mensch, der sich mit Menschen, mit denen er zusammenarbeitet und zusammenlebt, austauscht und diskutiert, seine eigenen Positionen immer wieder überprüft, kritische Meinungen und Fragen von vielen Seiten durchdenkt, um neue Brücken zu schlagen und um für sich selbst und für seine Mitmenschen klarer und verständlicher auf seiner Reise durch das Leben zu werden.

Krebs – Seinem Selbst entfremdet

Krebserkrankungen sind heute die zweithäufigste Todes-ursache und Ausdruck einer Störung des Gleichgewichts zwischen Zellwachstum und Zelltod. Ein unkontrolliertes Wachstum von kranken Zellen, die andere, gesunde Zellen verdrängen und damit zerstören.

Die Analogie zu unseren sozialen Lebensbeziehungen ist dem-nach, dass das Gleichgewicht von individuellen Lebensansprü-chen und sozialer Akzeptanz empfindlich gestört wurde. Krebs beginnt also immer mit einem emotionalen Zusammenbruch unserer Lebenswünsche, von denen wir glaubten, mit Hilfe jahrelanger Anpassung an soziale Umstände und Konflikt-verdrängung sie zu bekommen. Nach dem emotionalen Zu-sammenbruch folgt vielfach ein „herumkrebsen", weil wir ganz tief im Inneren Angst vor dem notwendigen Neuanfang haben. In fortgeschrittener Folge, meiner Erfahrung nach in einem Zeitraum von ein bis drei Jahren, kommt es zu einer negativen Rückkopplung in unserem Körper – ein neues Wachstum entarteter Zellen, den Krebszellen.

Obwohl Krebs nicht zu den schulmedizinisch anerkannten psychosomatischen Krankheiten gehört, gibt es viele empi-rische Befunde aus systemisch-soziologischer Sichtweise, die das Anerkennen einer psychologisch-sozialen Komponente des Krebsgeschehens dringend erforderlich macht.

Die psychologische Seite zeigt einen Menschen, der nach außen Angepasstheit und Lebensbejahung vermittelt, doch ist ihm im Grunde alles eine Last und die Zukunft eine Bürde. Er erscheint dabei eigenen wichtigen Bedürfnissen, z. B. dem nach Ruhe, nach sexueller Befriedigung, nach mit-menschlicher Verbundenheit, nach Erholung – entfremdet.

Er ist durch geringe Entwicklungsmöglichkeiten und starre Rollenaufteilung aus seiner Herkunftsfamilie seinem Selbst und vor allem seinem ureigenen Lebenssinn entfremdet. Und es fällt ihm schwer, andere Menschen zu finden, die diese Bedürfnisse befriedigen könnten – obschon oder gerade weil er zu allen Menschen nett sein möchte. Schließlich erscheint er besonders verwundbar für bestimmte Verluste, Kränkungen oder Ausstoßungserlebnisse, umso mehr, als er sich oft nur an einen einzigen Menschen enger bindet, während er andere Kontakte vernachlässigt.

Aber nicht nur die Psyche, sondern auch die sozialen Familienverhältnisse, aus dem der krebserkrankte Mensch kommt, ähneln sich in folgenden systemischen Besonderheiten: Sehr geringe Entwicklungsmöglichkeiten, starre Rollenaufteilung, starke Bindungen und Koalitionen, ähnlich einer Ursuppe, starre Grenzen nach außen, harmonisierendes, konfliktvermeidendes Verhalten, Altruismus oder Selbstbezogenheit der Familienmitglieder, gespannte und latent explosive Atmosphäre als Folge der Konfliktverleugnung und Konfliktunterdrückung. Die Folge ist der Verlust eigener Lebensinhalte und eigenem Lebenssinn. Hierbei muss jedoch berücksichtigt werden, dass derartige Mechanismen in starker Ausprägung auch in Familien mit anderen psychosomatisch schweren Erkrankungen vorkommen sowie in Familien mit psychotischen Erkrankungen. Ein Grund mehr, auch Krebs als eine psychosomatische Erkrankung anzuerkennen. Meiner Meinung nach muss die soziale Komponente von Krebs auch noch aus einem viel wichtigeren Grunde anerkannt werden, nämlich der Spontanremission. Bei ca. 10.000 Erkrankungen bildet sich eine Erkrankung ohne medizinische Eingriffe spontan zurück, oft sogar nach hochgradiger Metastasierung. *Bei diesen Patienten wurden immer außergewöhnliche und grundlegende Veränderungen in der Einstellung zum Leben und in Folge dessen drastische Änderungen der augenblicklichen Lebensumstände ermittelt.*

Einmal mehr geht es in dem Krankheitsbild Krebs darum, dem Körper die im Krankheitsgeschehen deutlich werdende Lebensaufgabe abzunehmen. Der Patient sollte seinen ursprünglichen Lebenssinn wiederfinden – anstelle der Krebszelle, die den Körper findet.

Ein Beweis mehr dafür, dass andere Faktoren unsere Krankheit bestimmen als die einzelnen Stoffe oder Zellen in unserem Körper. Selbst der große Louis Pasteur sagte auf seinem Sterbebett: „*Die Bakterie ist nichts, der Boden ist alles.*" Hier bedeutet es: „*Die Krebszelle ist nichts, der soziale Boden ist alles.*"

Doch viele ignorieren oder bagatellisieren ihren Zustand nach der Diagnose aus Angst vor dem Verlust ihrer gewohnten Ordnung oder ihrer vorhandenen Bindungen. Sie wollen das tun, was sie immer schon getan haben, gehen zur Tagesordnung über und entfremden sich irgendwann endgültig vom irdischen Leben. Nur wenige Krebspatienten kommen aus eigenem Antrieb in eine systemisch-soziologische Aufstellungsarbeit – dann allerdings mit günstigerer Prognose.

Eine systemisch-soziologische Aufstellung verdeutlicht die zuvor lebens- und krankheitsbestimmenden Beziehungen innerhalb des Familiensystems, die dem Patienten bewusst werden, auf seelischer und körperlicher Ebene eine heilende Wirkung haben und eine Umkehr zum selbstbestimmten Leben bewirken. Und zu guter Letzt: Wenn man das äußerst Machtvolle und Zerstörerische des Krebsgeschehens, das in seiner scheinbaren Unabdingbarkeit so viel Grauen auslöst, als Ausdruck ungelebter, abgespaltener, unterdrückter, verleugneter oder ins Gegenteil verkehrter Vitalität sehen kann, sind gleichfalls die großen Potenziale erahnbar, die der Patient sich im Falle einer Wende verfügbar machen kann.

Doch damit ist nicht gemeint, sich aus der zuvor „erfahrenen Selbstentfremdung" jetzt mit aller Kraft in den Gegenpol „egoistischer Selbsterfüllung" zu stürzen. In der gegensätzlichen Polarität von Idealismus und Egoismus ist für das ureigene Selbst nichts wirklich gewonnen und der Kampf mit dem Krebs zieht sich über Jahre hinweg. Wir müssen eine „dritte Position" für uns gewinnen. Statt Idealist oder Egoist sollten wir Logoist werden. Die Bezeichnung logo kommt aus dem Griechischen und heißt übersetzt so viel wie Sinn. *Wir sollten ein sinn-bezogenes Leben führen anstelle eines familien- oder eines ich-bezogenen Lebens.*

Die dritte Position – das Ursache-Wirkungs-Prinzip überwinden

In meiner langjährigen Praxis als systemischer Trainer und Berater habe ich Menschen kennengelernt, die hochintelligent sind, und Menschen, die eher einfach sind – und sie sind genauso gut. Manche Menschen waren extrovertiert und manche waren introvertiert, die einen waren präsent und die anderen unscheinbar. Alle waren sie auf ihre Art erfolgreich. Das Gemeinsame von ihnen war, dass sie nicht einer sinnlosen Idealvorstellung oder einem selbsterfüllenden Egoismus Raum gegeben haben, sondern ihrem Leben einen

Sinn. In diesem Sinne waren sie weder Idealisten noch Egoisten, sondern Logoisten (logo-, griech. Sinn).

Wenn wir als Ergebnis der vorangegangenen Kapitel spüren, dass es nicht darauf ankommt, was wir erlebt haben, sondern *wie* wir einen Sinn für unsere Zukunft leben, dann ist Optimismus gerechtfertigt.

Wir sind eben nicht erblich kranke Wesen, die sich im morphogenetischen Feld verlaufen haben, sondern wir wirken auch immer logomorphisch auf die Umstände zurück.

Es ist möglich, ein sinnerfülltes Leben zu führen, wenn wir mit alten Vorstellungen über den Menschen und sein Bewusstsein aufräumen. Und es ist auch möglich, das alles selbst zu erkennen und daran zu arbeiten. Allerdings gibt es für den einen oder anderen so große Lebensthemen, dass er sie alleine nicht abgearbeitet bekommt. Dann brauchen wir einen wirksamen Mit-Arbeiter, der mit uns gemeinsam unsere Einstellungen zu den sprichwörtlichen Bergen entbindet. Denn wir wissen ja, unser Denken kann Berge versetzen, die Krankheit besiegen und unsere Ängste und Zwänge lösen.

Nicht nur die Frage nach dem idealen Leben ist ein Irrtum, der den Blick für ein sinnvolles Leben verstellt. Es gibt einige weitere Missverständnisse, die eher zur Verwirrung und einem endlosen Kampf beitragen, wie zum Beispiel eine jahrelange Psychotherapie, als das wir endlich einmal ankommen. Die Psychoanalytiker halten alle Verhaltenstherapien für oberflächlich, an den wirklichen Ursachen vorbeigehend. Sie suchen tief in der Seele des Patienten nach den psychischen Traumen, die ihn fehlgesteuert haben, und erwarten Heilung nach dem Ursache-Wirkungs-Prinzip. Dabei wird meiner Meinung nach das Zentrum unseres Systems nicht durch Triebe und Grundbedürfnisse, wie es Siegmund Freud verstanden hat, gesteuert, sondern durch *unsere geistige Einstellung „zu" unserem System*. Und der Urgrund unseres Zentrums ist nicht Chaos, sondern Sinnhaftigkeit.

Keiner wird jemals das Ursache-Wirkungs-Prinzip bestreiten. Doch dabei handelt es sich gewissermaßen um Pole eines Kontinuums. Ähnlich dem von Gut und Böse, Chaos und Ordnung und vieles mehr. Oder vergleichbar mit einer aufgezogenen Uhr, die abläuft. Doch wir sind keine Uhr, die mit der Verschmelzung von Eizelle und Samen aufgezogen wurde (Ursache) und jetzt abläuft (Wirkung). *Als ein lebendes System wirken wir auch immer ursächlich zurück. Das ist die Story!*

Nehmen wir als Beispiel eine Teilnehmerin mit dem Vornamen Petra. Im Kindesalter wurde sie übergewichtig und hat im Laufe ihres Lebens alle Diäten, verschiedene Ernährungsarten, Saftkuren etc. mitgemacht. Zuletzt hatte sie nur Obst und Gemüse gegessen und innerhalb von zehn Tagen sogar 1 kg zu- statt abgenommen. Jetzt kann sie sich zu nichts mehr aufraffen. Sie ist müde geworden und hat zusätzlich ständig wechselnde Schmerzen am ganzen Körper. In unserem gemeinsamen Gespräch sprach sie von den wiederholten Schlägen ihres Vaters in ihrer Kindheit und dass sie deshalb heute bei ihren eigenen Kindern auf eine ganz besonders aggressionsfreie Erziehung achtet.

Bitte beurteilen Sie jetzt einmal selbst als aufmerksamer Leser die beschriebene Situation, unabhängig von der Bewertung der Gewalt, die auf Petra in ihrer Kindheit ausgeübt wurde. Hat Petra nach 25 Jahren bereits gedanklich das Kontinuum von Gewalt und Gewaltlosigkeit verlassen? Nein.

Führt Petra ein sinnvolles, zukunftsorientiertes und eigenbestimmtes Leben, wenn sie es erwähnenswert empfindet, dass sie ihre Kinder nicht schlägt? Nein.

Egal, ob sie sich in ihrer Kindererziehung für oder gegen Schläge entschieden hat, sie hat den *Treibstoff* des Kontinuums von Gewalt und Nichtgewalt auch nach 25 Jahren noch nicht überwunden. *Er treibt sie immer noch in den Stoff.*

Aber mit dem kopfmäßigen Wissen um den Treibstoff des Kontinuums haben wir es noch lange nicht überwunden. Im Gegenteil, jeder von uns kennt die leidvollen Wiederholungen. Einmal eine Mauer zum Vater aufgebaut, baut das Nervensystem, da es jetzt eine Erfahrung hat, eine Mauer zum Lebenspartner, eine Mauer zum Vorgesetzten im Job, Mauern zu den Nachbarn und so weiter auf.

Und die Krönung ist dann noch, dass wir von unserem Hausarzt erfahren müssen, dass wir einen viel zu hohen Cholesterinwert haben. Cholesterin ist übrigens zuständig für die Stärkung unserer Zellwände, und damit mauern wir uns auch noch in unserem Körper ein. Diese Art von Stoffwechsel-Störungen, sowohl im Bewusstsein als auch im Körper, können wir nur mit persönlichem Einsatz und der Schaffung einer „dritten Position" erfolgreich überwinden.

Die Kunst des Lebens besteht sicherlich darin, auf den leidvollen Lebenserfahrungen weder den Egoisten noch den Idealisten, sondern als dritte Position den Logoisten zu leben. Doch wenn wir fortgesetzt, ohne dass wir es selbst bemerken, Gegensätze leben, gehen wir nicht in ihnen auf, sondern unter. *Was dem Menschen wirklich entgegensteht, ist die Gegenständlichkeit der von ihm selbst empfundenen Welt.*

Darmkrebs – Durch dick und dünn im Zweck des Anderen

Darmkrebserkrankungen haben in den letzten 20 Jahren deutlich zugenommen und gehören mit knapp 72.000 Neuerkrankungen zu den häufigsten Krebserkrankungen in Deutschland. 90 Prozent der bösartigen Darmtumore sind Drüsengewebstumore im Dickdarm. Neben den bekannten Risikofaktoren einer Fehlernährung mit übermäßiger fett- und fleischreicher Kost und einem Mangel an Ballaststoffen sowie verschiedene Umwelteinflüsse sollten wir unbedingt auch die sozialen Lebensumstände mit berücksichtigen, wenn nicht sogar in den Mittelpunkt unser Betrachtung stellen. Wie ist es sonst anders zu erklären, dass die Krebserkrankungen seit Jahrzehnten zunehmen, obwohl im gleichen Zeitraum mehr Personen in der Krebsforschung tätig waren als es Krebskranke gab und Milliarden Euros in der Forschung stecken.

Der Dickdarm ist ein Hohlorgan, der letzte Teil des Verdauungstraktes, und hat die Aufgabe „*fest machen*" und ausscheiden. *Fest machen* heißt Rückgewinnung von Wasser und Speicherung des Stuhlinhaltes bis zur Leerung. In der Körpersoziologie gilt der Dickdarm als „*der Macher*" *und* vermittelt damit, dass der Dickdarm in der Analogie zu sozialen Interaktionen für unser Handeln bzw. für unser „*Machen*" steht. Störungen im Dickdarm zeigen also, dass *wir etwas mitmachen, was wir nicht mitmachen wollten,* oder *wir nicht machen, was wir machen wollten.*

Spiegelt sich in der Krankheit „Colitis ulcerosa", dass wir „im Bannkreis des Anderen" das Gefühl haben, wir sind von dem Anderen in unserem Handeln und Machen betrogen und ausgenutzt worden, so spiegelt sich im Dickdarmkrebs wieder, dass wir im Sinne und *Zweck des Anderen* gehandelt haben. Mit der sozialen Überschrift „Im Zweck des Anderen" ist der Dickdarmkrebs demnach nicht ein Ausdruck biochemischer Störungen in unserem Körper, sondern in erster Linie ein Ausdruck menschlicher Beziehungsstörungen zwischen dem Wunsch, eigenes zu *machen* und dem Anspruch des Anderen, es so *machen* zu müssen. Es ist der *„konsensuelle Ausdruck"*, im Zweck des Anderen zu *machen* und zu handeln und nicht in unserem ureigenen Sinne. Die Folge ist Unterordnung und unterdrückter Unmut, der zu einer negativen Rückkopplung in unserem Körper führt, genau in dem Teil unseres Körpers, der die soziale Bewegung repräsentiert. Man fühlt sich in seiner Präsenz als *„Macher"* unbeachtlich gegenüber dem Anderen. Nur so ist erklärbar, warum Darmkrebs gleichermaßen für Mann und Frau die häufigste Krebsart ist.

Auch wenn der Dünndarmkrebs sehr selten vorkommt, sollten wir auch dort den sozialen Hintergrund verstehen. Der Dünndarm gilt in der Soziologie des Körpers als *„der Eigenbrötler"*. Hintergrund ist, dass der Dünndarm die Hauptarbeit der Verdauung macht. In ihm werden 90 Prozent der Nährstoffe aus der Nahrung aufgespalten und mit Hilfe der Diffusion in den Körperkreislauf entlassen. Die Diffusion selbst ist eine allmähliche Durchmischung verschiedener Substanzen durch deren *Eigenbewegung*, ohne weitere äußere Energieeinwirkung. Kommt es zu einem bösartigen Tumor im Dünndarm, müssten nach der Körpersoziologie unsere gesamten individuellen Lebensbewegungen im Sinne und Zweck eines Anderen stehen, die wir widerwillig und mit unterdrücktem Unmut dennoch ausführen.

Die doppelt so hohe Sterblichkeit von Kriegsveteranen an Dünndarmkrebs macht deutlich, welche gravierenden sozialen Umstände eintreten müssten, um daran zu erkranken. Mit der Möglichkeit der Deutung sozialer Hintergründe von Krankheitssymptomen haben wir jetzt einen Behandlungsanspruch gewonnen, *der sich eben nicht nur auf die stoffliche Ebene konzentriert.* Operation und Chemotherapie sind jetzt lebenswichtig. Doch mindestens ebenso wichtig ist es, der Ursache *systematisch* und *systemisch* nachzugehen und sie aufzulösen. Das Ganze ist eben mehr als nur die Summe seiner Teile. Es reicht nicht, nur die Symptome zu bekämpfen. Das wäre vergleichbar mit dem Ausstellen eines Brandmelders, damit ist aber das Feuer noch lange nicht gelöscht. Die Konsequenz wäre ein jahrelanger Kampf mit dem Krebs. Das Wichtigste ist jetzt, dass die Ursache „Im Zweck des Anderen" im sozialen Umgang zwischen den Lebenspartnern nachhaltig aufgearbeitet wird, bis das Leben wieder gelingt.

Prostatakrebs – Im Zweck des weiblichen Anspruches

Was ist der Unterschied zwischen der Prostata und der weiblichen Brust? Pathologen, die eine Gewebeprobe der männlichen Vorsteherdrüse unter dem Mikroskop betrachten, sehen: Das Gewebe der Prostata unterscheidet sich kaum von dem der weiblichen Brust. Darum trägt die Prostata auch in Fachkreisen die Bezeichnung „männliche Brust". Deshalb ist es nur logisch, dass wenn die weibliche Brust das Geben von Fürsorge in der Familie repräsentiert, die Prostata demnach den männlichen Geltungsanspruch von Versorgung des Familiensystems repräsentiert.

Die kastaniengroße Prostata produziert eine Nährflüssigkeit, bestehend aus Eiweiß, Enzymen, Zucker, Cholesterin, Zink und Zitronensäure, die die Überlebensfähigkeit der Spermien, dem eigentlichen Leben, *fördert*. Damit zeigt sich, dass die Prostata in der Analogie zu sozialen Interaktionen für die *Förderung der männlichen Präsenz als Versorger der Familie steht*.

Prostatakrebs ist demnach nicht in erster Linie Ausdruck eines zerstörerischen Zellwachstums, sondern Ausdruck einer zerstörerischen sozialen Interaktion zwischen dem männlichen Erfüllungsdrang und dem weiblichen Erfüllungsanspruch. Der Krebs in der Prostata ist Ausdruck einer widerwilligen Unterordnung und einem unterdrückten Unmut des Mannes gegenüber der *Zweck*mäßigkeit weiblicher Erfüllungsansprüche. Er fühlt sich in seiner männlichen Präsenz als Versorger der Familie unbeachtlich gegenüber seiner Frau. So ist zum Beispiel die hohe Erkrankungsrate von Krebs in der Prostata bei Partnerschaften auffällig, in denen die Frau das Vermögen besitzt und damit faktisch die Versorgerrolle übernommen hat, und sich der Ehemann zweckmäßig als „Statthalter des Vermögens seiner Frau" unterordnet.

Brustkrebs – Fürsorge und Zuwendung im Zweck des Anderen

Bevor wir uns dem Thema Brustkrebs zuwenden, ist es wichtig, noch einmal ganz deutlich auszusprechen, dass körperliche Krankheiten und besonders Krebs in erster Linie kein Ausdruck von instabilen Zell-Prozessen ist, sondern ein Ausdruck instabil empfundener Lebensumstände, die uns im Leben getroffen und die wir unbewusst abgespalten haben. Diese *Abspaltung von negativen Erlebnissen* führt als fortgeschrittene Folge in unserem Körper zu einer *negativen Rückkopplung*. Genau dort in unserem Körper, *wie* wir die instabilen Lebensumstände erlebt haben und gescheitert sind.

In der Körpersoziologie repräsentiert die weibliche Brust das Geben von Fürsorge und Zuwendung und in logischer Konsequenz auch den Anspruch auf Fürsorge und Zuwendung von Anderen aus dem sozialen Umfeld.

Krebs allgemein ist Ausdruck eines Kompromisses, nämlich mit dem Versuch, einen erlebten Gegensatz von negativen *Lebensforderungen* (Erschütterungen) und positiver *Selbstförderung* (Wünsche und Lebensziele) durch einen „faulen Kompromiss" die sozialen Beziehungen aufrecht zu erhalten. Und selbst die betroffene Brust, ob links oder rechts, gibt Auskunft, ob mangels Selbstbewusstseins oder aufgrund eines willkürlichen und intoleranten Umfelds die Brust an Krebs erkrankt ist. Ein Tumor in der linken Brust ist Ausdruck einer Erschütterung im Leben, in dessen Schatten man selbst geglaubt und gefühlt hat, dass man der weiblichen und mütterlichen Versorgung und Zuwendung nicht gerecht werden könne, wie man es sich zuvor als junge Frau gewünscht und immer wieder vorgestellt hatte.

Ein Tumor in der rechten Brust ist Ausdruck einer Erschütterung im Leben, in dessen Schatten man Zuwendung und Fürsorge immer leben wollte, aber das soziale Umfeld hat diese Rolle als minderwertig angesehen und unterdrückt. Operation und Chemotherapie sind jetzt lebenswichtig.

Doch mindestens ebenso wichtig ist es, der Ursache *systematisch* und *systemisch* nachzugehen und sie aufzulösen. Das Ganze ist eben mehr als nur die Summe seiner Teile.

Blasenkrebs – Im Sinne des Anderen nichts gesagt

Bei Blasenkrebs geht der bösartige Tumor in der Regel von der Schleimhaut der Harnblase aus und ist nach dem Prostatakrebs der zweithäufigste Tumor bei den Männern im Urogenitalbereich. Männer sind vom Blasenkrebs dreimal häufiger betroffen als Frauen. Die Harnblase ist ein Hohlorgan, das als Zwischenspeicher mit einem Fassungsvermögen von ca. 500 bis 800 ml für den Urin dient und den Harn willentlich, unter Kontrolle des zentralen Nervensystems, in Abhängigkeit von inneren und äußeren Reizen und nur von Zeit zu Zeit abgibt.

In der Körpersoziologie repräsentiert jedes Organ neben seiner Funktion auch eine soziale Bewegung. Die Harnblase gilt hier als der „emotionale Sprecher" und repräsentiert damit eine Empfindlichkeit gegenüber dem, was gesprochen wird bzw. was wir besprechen möchten, es aber im Zweck des Anderen nicht tun. Spiegeln sich in der „chronischen Blasenentzündung" brennende Worte wider, die wir gegenüber dem Anderen sagen müssten, aber es nicht tun, so spiegelt sich im Blasenkrebs wider, dass wir im Sinne und Zweck des Anderen nicht gesprochen haben. Blasenkrebs ist nicht ein Ausdruck biochemischer Störungen in unserem Körper, sondern in erster Linie Ausdruck einer sozialen Beziehungsstörung. Es ist der *„konsensuelle Ausdruck"* einer zerstörerischen Kommunikation. In bewusster Absicht wurde von dem Betroffenen nicht darüber gesprochen, dass zum Beispiel bei dem Partner eine schwere psychotische Störung diagnostiziert wurde. Aus Angst vor dem Verlust der gewohnten Ordnung und vorhandenen Bindungen wird nun im Sinne des Partners in der Familie nicht über das „Übel" gesprochen. Doch man zahlt einen hohen Preis dafür: *Man verliert nicht nur seine Lebensfreude, sondern vor allem auch die Chance ganz neu anzufangen – jetzt fangen die Krebszellen im Körper neu an!*

Es reicht eben nicht, nur die Symptome zu bekämpfen. Das wäre vergleichbar mit dem Ausstellen eines Brandmelders, damit ist aber das Feuer noch lange nicht gelöscht. Die Konsequenz wäre ein jahrelanger Kampf mit dem Krebs. *Es muss endlich über das eigentliche Thema, das bisher im Zweck des Anderen verschwiegen wurde, gesprochen werden.* Erst so kann in der Partnerschaft mit dem Anderen eine neue Lebensmelodie gefunden werden, in der sich beide Partner erfüllen können.

Hautkrebs – Unsere Handlungen im Zweck des Anderen

Unter Hautkrebs versteht man bösartige Veränderungen der Haut. Es ist mit 100.000 erkrankten Menschen pro Jahr die häufigste Krebsart. Die Krebsformen sind das Basaliom, das Spinaliom und das Maligne Melanom. Die Heilungschancen von Hautkrebs sind gut, wenn die Behandlung im Frühstadium erfolgt. Anders das Maligne Melanom (schwarzer Hautkrebs), das sich aus zunächst harmlosen Pigmentmalen entwickelt und äußerst bösartig ist, da sich bereits nach kurzer Zeit Metastasen bilden, die sich rasch auf dem Lymph- und Blutweg im ganzen Körper ausbreiten.

Die Haut, genauer gesagt die Oberhaut, gehört als Sinnesorgan (Tastsinn) zur Wahrnehmung unseres Körpers im sozialen Umfeld und sorgt wie alle Sinnesorgane dafür, dass wir unseren Wahrnehmungen auch *Bedeutung* geben können. In der Körpersoziologie zeigt der Krebs auf der Haut, dass wir nach einer großen emotionalen Betroffenheit Lebenshandlungen des Anderen aus Angst vor sozialer Neupositionierung tolerieren. *Im Zweck des Anderen geben wir der partnerschaftlichen Beziehung eine Bedeutung, die unserer eigenen Vorstellung von Partnerschaft nicht wirklich entspricht.*

Leben im Gleichgewicht – Traum oder Trauma

Aus Angst vor sozialer Neupositionierung versuchen wir mit allen möglichen Zugeständnissen, das einmal gewonnene Gleichgewicht in der Partnerschaft bzw. in der Familie auch zu halten. Aber dies entspricht nicht dem Prinzip des Lebens. Das Leben ist ein fortdauernder Prozess des ständigen Ungleichgewichts. Immer im Gleichgewicht zu leben hieße, ein Leben in Fesseln zu leben und bald zu stolpern. Vergleichen Sie es mit dem Gehen. Mit beiden Beinen auf dem Boden stehend, kann man nicht laufen. Beim Gehen kombinieren sich zwei Instabilitäten, nämlich für einen kurzen Augenblick auf einem Bein stehend, bis das andere Bein wieder auf den Boden kommt. Diese Instabilität durch die Bewegung führt im Ganzen paradoxerweise zu einer dynamischen Stabilität, das Merkmal aller Lebensprozesse. Die

Dynamik des Lebens, die Veränderlichkeit von Moment zu Moment, ist die einzige Konstante, dem paradoxerweise eine Art lebendige Stabilität innewohnt.

Vergleichen wir es einmal mit einem Skifahrer, der bei *traumhaften* Winterbedingungen einen Hang hinuntersaust und dabei ständig die Beschaffenheit des Geländes berücksichtigen muss, um nicht sein Gleichgewicht zu verlieren. Dabei befindet er sich paradoxerweise häufig in einem Zustand des Ungleichgewichts, der es ihm erst ermöglicht, seine Bahn zu halten; er weicht aus, vollführt Manöver, die seinem Können entsprechen, oder zumindest seinem selbst gedachten und erhofften Können entsprechen. *Er konstruiert und situiert seine Abfahrt in Kooperation mit der Umgebung.*

Nach einem *traumatischen* Sturz wird er bei nächster Gelegenheit, wenn er überhaupt noch Ski fährt, krampfhaft versuchen, möglichst viel Stabilität und Gleichgewicht in seine Bahnen zu bekommen und erschafft damit paradoxerweise eine instabile Abfahrt ins Tal.

Leben ist eine Konstruktion

Heute beginnen wir mit Hilfe der Quantenphysik zu erahnen, dass die künstliche Trennung von Geist und Materie eine längst unbrauchbare Krücke unseres alten Denkens geworden ist. Der führende Quantenphysiker Hans-Peter Dürr fasst es so zusammen: „Die objektive Realität, wie wir sie bei unserer Betrachtung der Umgebung voraussetzen, gibt es nicht wirklich, sondern ist eine Konstruktion unseres Denkens, die uns hilft, unsere unmittelbaren äußeren Erfahrungen mit der Umgebung grob zu ordnen."

Mit anderen Worten: Das Leben ist stets konstruiert und situiert. Das heißt, es ist von unserem Denken und von der situativen Umgebung, in der wir denken, abhängig. Der Mensch lebt zwar mit der Umgebung, indem er sich in sie einordnet und mit ihr schwimmt, er ist aber keineswegs durch die Umgebung gezwungen, nur den einen, von ihr bestimmten Weg einzuschlagen. Der einzelne Mensch als denkendes Wesen wird damit zum Konstrukteur seiner eigenen Bedingungen, die Umgebung ist nicht unveränderbar gegeben und abgeschlossen. Und doch denken viele Menschen leider so.

> *Wir sind nicht ein körperlich-seelisches Wesen, das um geistige Erfahrungen kämpft. Sondern wir sind ein geistiges Wesen, das mit jeder Menge körperlich-seelischen Erfahrungen in seinem Dasein klarkommen muss.*

Die körperliche Befindlichkeit, das Gesundsein oder Kranksein, weist also eine geistige Ebene auf, die sich einer medizinisch-apparativen Diagnostik entzieht. Je tiefer die Einsichten der kausal-analytischen Medizin in Funktionszusammenhänge, je differenzierter die Einsichten in die Pathophysiologie der Krankheit, je größer die Spezialisierung der Mediziner, je anonymer die arbeitsteilige Organisation der medizinischen Verfahren, *desto mehr geht der Mensch als geistiges Wesen verloren.* Die Diagnose von Erkrankungen ist zwar in den vergangenen Jahrzehnten durch molekulare und zellbiologische Forschung erheblich verbessert worden, nur die Heilung nicht. Wir wissen jetzt besser Bescheid, woran wir sterben. Eine nachhaltige Lösung von Krankheiten und Konflikten ohne eine besondere Beachtung der sozialen

Umgebung ist überhaupt nicht möglich. Überspitzt könnte man auch behaupten, dass eine wirkliche Gesundung nicht möglich ist, solange wir nicht auch unsere soziale Umgebung aktiv verändern. Erst wenn wir unsere Umgebung bzw. unser Umfeld verändern, konstruieren und situieren wir unser Leben neu.

Das vollkommene Leben

Kaum ein Seminar, Training oder Gespräch, wo die Rede nicht auf Themen kommt wie Reichtum, Gesundheit, Frieden, Liebe, universelle Kraft, Leichtigkeit, Verzeihung usw. Es ist die Dominanz einer idealen Vorstellung vom Leben. Selbstverständlich lassen sich unsere Idealvorstellungen vom vollkommenen Leben *beschreiben*, was reichlich getan wird, nur *erfüllen* können wir sie nicht. Niemand erreicht jemals und ständig alle idealen Vorstellungen, wie Glück, jede Menge Geld, vollkommene Gesundheit und vieles mehr. Schon der Gedanke daran ist absurd und den permanenten Wunsch danach halte ich schlicht für *unmenschlich* und im höchsten Maße *lähmend*, wo wir doch mit dem idealen Leben gerade das Gegenteil bewirken wollen.

Positives Denken vs. positives Leben

Die Idee des positiven Denkens ist uralt und reicht vom jüdischen Talmud „Achte auf deine Gedanken, denn sie werden zu deinem Schicksal" bis zu den selbsternannten, neuzeitlichen Missionaren, wie sie im Buch „The Secret"

aufgereiht sind, von denen die Psychoszene nur so über-
quillt. Systemisch-soziologisch gesehen ist das übertrie-
bene positive Denken vor allem eine Verdrängung unserer Schatten, ein perfekter Selbstbetrug und damit ein
Trugschluss über uns selbst. Wie der *Versager,* der sich
laufend positiv mit Hilfe suggestiver Hörkassetten auf Erfolg trimmt und nicht dabei bemerkt, dass er fortan der
„*erfolgreichste Versager*" geworden ist. Erst wenn wir uns
unserem Schatten stellen und erkennen, was uns versagt
blieb, und zukünftig das *sagen*, was wir schon immer egois-
tischerweise wollten, kommen wir in die Lage, ein positives
Leben zu führen.

Ist Egoismus schlecht?

Für viele Mitmenschen ist das Ego der Hort des Bösen,
gierig und rücksichtslos, selbstgefällig und nur den eigenen Vorteil suchend, das auf jeden Fall überwunden
werden muss. Kern der Vorstellung ist die These, dass
es das Selbst gar nicht gibt (Buddhistische Lehre). Das
ist unter allen Illusionen die größte Illusion. Wer das Ego
vernichten will, hat ein Problem: *Er kämpft gegen sein
eigenes ICH.*
Jedem therapeutischen Arbeitenden ist heute klar, wie
wichtig das ICH für unser psychisches und physisches
Wohlergehen ist. *Das Ego ist das Organisationsprinzip des
Individuums innerhalb eines Familiensystems, ohne das ein
soziales, beziehungsreiches Leben unmöglich ist.*

Lebenskunst – Meister des Lebens

Wir leben in einer Zeit, in der eine ungeheure Fülle an Erlebnismöglichkeiten besteht, die Vielfalt von Werten immer größer wird und sich die Standardisierung des Lebenslaufs auflöst. Unsere Zeit ähnelt einem gigantischen Kiosk. Sie führt uns ständig in Versuchung zu konsumieren. Um diesen Sog der Erlebnisgesellschaft mit gleichzeitigem Verlust von Traditionen und Orientierung begegnen zu können, muss man zur Selbstregulation fähig sein. Jeder Einzelne muss sich Prioritäten und Ziele setzen, er muss ständig entscheiden, was wichtig ist; *kurzum, er muss bereit und fähig sein, Verantwortung für sein Leben zu übernehmen.*

Damit rückt die Frage nach Richtung und Gestaltung des eigenen Lebens immer drängender in den Vordergrund. Die Suche nach Lebenssinn ist ein Spiegelbild unserer Zeit, in der das Leben immer komplizierter wird. Wir erlernen Grundlegendes, wie Lesen, Schreiben und Rechnen bis hin zu hochspezifischem Wissen. Das macht uns brauchbar, aber nicht gleichzeitig top.

Was wir hingegen kaum noch vermittelt bekommen, ist das Handwerkszeug zur Lebensgestaltung. Da klafft in unserer Zeit eine Lücke. Jeder Mensch braucht Lebenssinn. Lebenssinn ist die Kunst, eine hohe Fertigkeit im Umgang mit dem Leben zu entwickeln und das eigene Leben zu einer Kunst zu machen: „*Ich werde Meister meines Lebens.*"

Doch ein Lebenssinn fällt uns nicht einfach zu. Wir sollten eher den Lebenssinn als eine wichtige zu erwerbende Fertigkeit ansehen, wie Lesen, Schreiben und Rechnen. Unser Lebenssinn und die damit verbundene Fertigkeit im Umgang mit unserem Leben spiegeln sich in der *Vielfalt* unserer Erlebnismöglichkeiten wider, nicht in ihrer Homogenität, oder besser gesagt in ihrer *Einfalt*.

In der Vielfalt unserer Erlebnismöglichkeiten findet sich nicht nur Glück, sondern auch Unglück, nicht nur Wachstum, sondern auch Verlust, nicht nur Liebe, sondern auch Schmerz, nicht nur Frieden, sondern auch Krieg, nicht nur Akzeptanz, sondern auch Scham, nicht nur Erleuchtung, sondern auch Apathie, nicht nur Verstand, sondern auch Gefühl. *Versuchen wir, eine dieser Seiten auszublenden, wird sie sich uns im gleichen Maße aufdrängen.*

Persönliches Wachstum ist manchmal ein beschwerlicher Weg, auf dem immer wieder innere Widerstände überwunden werden müssen. Es vollzieht sich nicht von selbst, sondern muss von jedem selbst aktiv betrieben werden – ansonsten bleibt persönliches Wachstum und Gesundheit aus, und man stagniert in seinen Wünschen und Möglichkeiten.

Der unerfüllte Kinderwunsch

Ein unerfüllter Kinderwunsch liegt bei etwa 20 bis 25 Prozent aller Paare vor. Dafür kann es verschiedene Ursachen geben. Bei der Frau können es hormonelle Störungen, z. B. der Eierstockfunktion, der Hirnanhangsdrüse, des Stammhirns, der Schilddrüse oder der Nebennierenrinde, oder organische Ursachen wie Verschluss der Eileiter, versprengte Gebärmutterschleimhaut (Endometriose), gutartige Muskelgeschwulst der Gebärmutter (Myom), Entzündungen oder Missbildungen der Gebärmutter sein. Bei dem Mann ebenso hormonelle Störungen der Hodenfunktion, der

Hirnanhangsdrüse, des Stammhirns, der Schilddrüse oder der Nebennierenrinde und organische Ursachen, wie Verschluss der Samenwege, Hodenentzündung als Komplikation von Mumps, Krampfaderbruch im Hoden oder Hodenhochstand. Eine hochspezialisierte Medizin wie die künstliche Befruchtung hilft den Paaren zu Kindern. Allerdings werden auf 105.000 künstliche Befruchtungen (2003) nur 16.000 Kinder geboren. Eine bescheidene Rate von 15 Prozent!

Nun darf man sich im Angesicht dieser Tatsachen auch die Frage stellen, ob allein die Betrachtung einzelner Teile eines Systems eine intelligente Vorgehensweise bei der Erfüllung des Kinderwunsches ist. Im Laufe der Entwicklung der Schulmedizin hat sich gezeigt, dass *viele Eigenschaften der Menschen sich sehr wohl durch die Kenntnis der Eigenschaften der Teile* – zum Beispiel, dass alle Gene und ihre Eigenschaften entschlüsselt sind – *erklären lassen, aber es andererseits bis heute noch nicht einmal ansatzweise gelungen ist, zu erklären, wie Selbstheilungskräfte in unserem Körper initiiert werden können. Mit anderen Worten, das Ganze und seine Eigenschaften ist mehr als die Summe seiner Teile und deren Eigenschaften.*

Ein Proteinmolekül besitzt Eigenschaften, die keines der Atome aufweist, aus welchen es zusammengesetzt ist. Wasser ist bei Zimmertemperatur flüssig, ein einzelnes Wassermolekül ist fest. Erst das Wechselwirken der Wassermoleküle miteinander über Wasserstoffbrückenbindungen erschafft die besondere Eigenschaft, dass Wasser trotz seiner Masse unter Standardbedingungen flüssig ist. *Das wechselseitige Zusammenspiel der einzelnen Teile bestimmt die Eigenschaften des Ganzen, dies bestimmen nicht die einzelnen Teile selbst.*

Für das Paar mit dem unerfüllten Kinderwunsch bedeutet

das: *Wie* sie in ihrer Beziehung miteinander wechselwirken, erschafft in ihrer Partnerschaft die Eigenschaft „unerfüllter Kinderwunsch". Erst eine systemisch-soziologische Betrachtung der Partnerschaftsbeziehungen klärt, was durch eine reduktionistische Betrachtung des Ganzen allein auf seine Teile nicht möglich ist. Es darf weder das Ganze auf die Einzelteile reduziert werden noch die Einzelteile aus dem Bild des Ganzen gedanklich entfernt werden, weil erst die komplexen Wechselbeziehungen und gegenseitigen Abhängigkeiten der Einzelteile das Ganze bilden. Hier zwei Stimmen zur systemischen Arbeit:

„Lieber Hans-Peter, eigentlich wollten wir es Dir persönlich am Telefon sagen, aber wir erreichen Dich nicht … 10 Tage nach der systemischen Arbeit mit Dir in Nürnberg waren wir „schwanger"!!! Wir freuen uns riesig, das Baby auch! Und Du sicherlich auch, wenn Du das liest … Vielen Dank für alles."

„Lieber Hans-Peter, möglicherweise erinnerst Du Dich noch… Mein Mann und ich waren im vergangenen August erstmalig bei Dir zur systemischen Familienaufstellung. Unser Thema war der Kinderwunsch. Nun möchte ich Dir die freudige Mitteilung machen, dass ich im 5. Monat schwanger bin! Wir können unser Glück noch immer kaum fassen und bislang verläuft alles bestens, so dass wir Dir nun unbedingt davon berichten möchten. Wir wissen, dass es ohne „Bereinigung" bzw. Aufhebung der Blockade, oder wie auch immer man es nennen mag, nicht zu dieser Schwangerschaft gekommen wäre. Vielleicht trägt dieses Beispiel für viele Andere auch dazu bei, nicht aufzugeben."

Die systemisch-soziologische Arbeit erfasst die „Dialektik

der Beziehung", welche dem Teile-Denken verborgen bleiben muss. *Das Ganze ist eben mehr als die Summe seiner Teile.*

Tinnitus – Die Eigenschaften des Anderen

Der Tinnitus wird zunächst einmal als eine akustische Wahrnehmung, die auf das Ohr wirkt, wahrgenommen und als eine Störung der Hörfunktion diagnostiziert. Jedoch ist Tinnitus selbst keine Krankheit, sondern ein Symptom. Gegen die Einordnung als Krankheit spricht auch folgendes Phänomen: Wenn ein hörgesunder Mensch sich in einem schallisolierten Raum befindet, also in einem Raum, in dem alle Geräusche künstlich verdrängt werden, klagt er spätestens nach zehn Minuten über akustische Wahrnehmungen, also einen Tinnitus. Es ist demnach zu einer *physiologischen Umkehrung* in unserem Körper gekommen. Unsere Ohren dienen der Schall-Wahrnehmung und sind somit allein für den Schalldruck empfindsam. Der Schall bildet die räumliche, zeitliche und *eigenschaftliche* Einheit von Handlungen bzw. Ereignissen ab.

Beim Tinnitus feuern also auditorische Areale auch dann Impulse, wenn es nichts zu hören gibt, wie in einem schallisolierten Raum. Wir können also annehmen, dass der Mensch, der über einen Tinnitus klagt, in seiner Vergangenheit sehr kunstfertig seine *eigenen* Wünsche und Vorstellungen von selbständigen Bewegungen in der Begegnung mit Anderen verdrängt hat. Diese Form von Konfliktverdrängung – die eigenen Lebenswünsche und –bewegungen verdrängen und die Eigenschaften des Anderen übernehmen – manifestiert einen inneren Druck, der in unserem Körper zu einer *physiologischen Umkehrung*, dem Tinnitus führt.

Der Tinnitus tritt scheinbar plötzlich auf. Doch beim näheren Hinsehen ist der Tinnitus „der Überlauf, wenn ein Tropfen zu viel in das volle Glas fällt". Der letzte Tropfen, der das Fass zum Überlaufen bringt. Bei der Klärung eines Tinnitus ist nicht unbedingt wichtig, was verdrängt wurde, sondern wie der Klient verdrängt, was er verdrängt. *Wie tun wir, was wir tun!*

Das Geheimnis einer guten Partnerschaft

Wie gelingt es den Menschen, ein schnarchendes, schlechtgelauntes Wesen, das nicht nur sein Inneres, sondern – noch schlimmer – sein Äußeres verändert hat, dauerhaft zu lieben? Wie gelingt es, alle wirklich ernsthaften Hindernisse und auch die Ebbezeiten einer Partnerschaft immer und immer wieder zu überwinden? Welche Geheimnisse verbergen sich hinter der Dauerhaftigkeit einer Partnerschaft, die kaum noch Ähnlichkeit mit ihrer ursprünglichen Gestalt hat? Was wird in einer langandauernden Partnerschaft gemacht, gedacht, gefühlt und bewertet? Und was wird vor allem unterlassen?

Die erste Erklärung überrascht nicht: Es ist die Liebe. Aber nicht als ein Gefühl, wie viele fälschlicherweise glauben, sondern als eine konsensuelle Koordination von Handlungen. Wie bei einem Tanz teilt das Paar alle Informationen miteinander – sowohl über die „da draußen" als auch über das, was die beiden im Miteinander betrifft. Ein Tanz der Liebe, der sich eine eigene Welt erschafft und dieser Welt einen eigenen, unverwechselbaren Sinn gibt. *Wenn der Tanz der Liebe als stark bezeichnet wird, sind die empfundenen Ungleichheiten und Ungerechtigkeiten keine große Belastung. Eben wie bei einem Tanz!*

Sich einen dauerhaften Partner auszusuchen, heißt, sich ein paar dauerhafte Probleme auszusuchen. Es zeigt sich, dass die Mehrheit der Paare ihre Konflikte nie löst. Aber für das Geheimnis einer guten Partnerschaft ist es gar nicht entscheidend, ob man Konflikte oder Probleme löst, sondern *wie man sie – wenn auch meist vergeblich – zu lösen versucht.* Die Lösung von Problemen in der Partnerschaft oder sogar in Paartherapien wird stark überschätzt oder ist sogar eine Illusion. Einigermaßen glückliche Paare versuchen, ihren Schwierigkeiten nicht durch Verletzungen und Verächtlichmachung zu begegnen, sondern mit Humor, Ablenkung, Respekt.

Im Laufe einer Partnerschaft werden Hoffnungen enttäuscht, Ansprüche nicht erfüllt und so Schuld und Schulden angesammelt. Für diese Enttäuschungen und Kränkungen erwarten wir eine *Entschuldigung.* Wir wollen, dass es gerecht zugeht. Doch die Idee der Gerechtigkeit ist eine der hartnäckigsten Illusionen. Auf diesem Schlachtfeld um Recht, Gerechtigkeit und Ausgleich wird eine dauerhafte Partnerschaft zerstört. Das Geheimnis einer dauerhaften Partnerschaft entsteht vielmehr durch die Möglichkeit der Vergebung. Wer nicht vergibt, vergibt sein Leben bzw. seine Partnerschaft. Vergeben und Vergessen ist eine Friedensformel, hingegen die Haltung „Niemals vergessen" eine Kampfparole ist.

Weitverbreitet ist die Vorstellung, dass eine realistische Sichtweise für den Erfolg einer Partnerschaft gut sei. Doch eine wechselseitige Fehleinschätzung und Verkennen des Partners ist viel plausibler. Liebende zeigen sich zunächst von ihrer besten Seite. Dass diese Seite nicht die ganze Wirklichkeit ist, werfen sich die beiden später vor dem Scheidungsrichter vor. Die Desillusionierung ist vollkommen – und ist nicht wahrer als das erste Bild des Verliebtseins. Wenn man also einen Ratschlag geben mag, dann den: Denken Sie sich Ihren Partner schön und Glauben Sie an die positive Kraft der geschönten Wahrnehmung. Ein Frau drückte das so aus: „Als ich zugenommen hatte, hat er gesagt, er mag dicke Frauen. Und als ich wieder abgenommen hatte, hat er gesagt, er mag schlanke Frauen. Irgendwann habe ich dann begriffen, dass er mich liebt."

Ehepaare sind von Ratgebern und therapeutischen Hilfsangeboten umzingelt, die zur autonomen, selbstbestimmten Beziehungsgestaltung und sexuellen Verwirklichung nötigen. Jedes Scheitern muss man sich als Selbstmanagementfehler anlasten lassen. *Dadurch vergessen wir, dass das Leben geschieht und nur gelegentlich gestaltet wird. Wir haben keine gestalterische Freiheit, sondern gestalterische Antworten in der Begegnung mit dem Leben und unseren Partnern.* Vielleicht ist ja auch gerade der Versuch, eine lebenslange Partnerschaft herstellen zu wollen, der glücklichen Partnerschaft abträglich.

Annas Bergspitze

Es lebte einmal ein Mädchen namens Anna. Mit ihren Schwestern wohnte sie bei ihren Eltern in einer kleinen Hütte. Mühselig arbeitete ihr Vater Tag für Tag und die

Mutter half ihm so gut sie konnte. Es reichte gerade, um die Familie zu ernähren. Abends, wenn Anna im Bette lag, sie teilte mit ihren beiden Schwestern eine kleine Kammer, da hörte sie ihre Eltern oft flüsternd miteinander reden. „Ach", klagte die Mutter, „wie soll ich dies alles bezahlen, von was nur sollen wir die nächste Zeit leben." Der Vater seufzte dann jedes Mal und ließ seine Schultern noch tiefer hängen. Diese Gespräche bedrückten Anna immer sehr. Während ihre beiden Schwestern seelenruhig neben ihr schliefen, dachte sie voller Angst, wie schlecht es ihren Eltern ginge.

Da sehnte sich Anna oft nach der Sonne, diesem wunderbaren Licht, welches ihr Herz einst erwärmte. Doch dies war schon lange her, heute war diese selige Wärme nicht mehr zu spüren, heute war alles grau.

Anna träumte sich zurück zu der Zeit, wo ihr die Welt noch anders erschien. So voller Farben und Formen, voller Sonnenstrahlen, die auf leuchtenden Flügeln um sie herum tanzten. Doch als sie damals ihren Schwestern von diesem lebendigen Glück erzählte, da schimpften sie sie eine Lügnerin. Auch Vater und Mutter konnten mit Annas Bildern nichts anfangen, sie seufzten damals müde: „Die Realität, die wirkliche Welt, sieht anders aus, wach endlich auf."

Einzig Annas Großmutter konnte sich gering an Farben und sanfte Wärme erinnern, doch die Großmutter war schon alt und schon lange krank. „Ach Anna", sagte sie oft, „das ist alles schon so lange her, lange her." Eines Tages, es ging der Großmutter sehr schlecht, da rief sie: „Anna mein Kind, komm her", sie nahm Annas kleine Hand in ihre zittrigen Finger: „Meine Urgroßmutter erzählte mir einmal, es gäbe ein Land, wo das Licht herrsche, alles wäre blühend voller Licht, da wären Berge, viele Berge, auf jedem stehe ein

Mensch und schwinge eine Fahne. Bevor sie starb schickte sie mich, dieses Land zu suchen, doch meine Füße ließen dies nie zu, sie lagen in Fesseln. Jetzt bin ich alt, die Fesseln sind nicht mehr, doch diese Suche trete ich nie mehr an, meine Reise führt mich an einen anderen Ort." Sie schloss ihre Augen und seufzte tief. Mit großer Anstrengung hob sie nochmals ihre Lider und sagte: „Anna, versprich mir, suche dieses Land." Noch einmal drückten ihre Finger die kleine Hand und dann schlief sie ein, für immer.

Anna war damals untröstlich, sie weinte viele Tage lang. Noch heute spürte sie diesen Schmerz, so als wäre ihre Großmutter gerade eben gestorben. Doch dies lag schon einige Jahre zurück. Damals war sie noch zu klein, um ihr Versprechen einzuhalten. Und jetzt, jetzt war alles so grau und leer.

Anna versuchte sich an die tanzenden Sonnenstrahlen zu erinnern, an dieses Farbenmeer, doch es gelang ihr nicht. Ob diesem Verlust da weinte sie sehr, so sehr, dass ihre Kehle zu schmerzen anfing. Vor Erschöpfung schlief sie dann endlich ein.

Da hatte Anna einen Traum. Sie träumte, Großmutter nähme ihre Hand und sagte die Worte, „Anna, Anna, es ist Zeit, geh, such das blühende Land, wo das Licht herrscht, wo alles, was existiert, seinen Platz einnimmt in seiner großen Ganzheit, geh, es ist Zeit, suche deine Bergspitze."

An diesem Morgen erwachte Anna ganz aufgeregt, noch in ihrem Hemd lief sie zu Vater und Mutter an den Tisch und erzählte ihren Traum. „Ich gehe dieses Land suchen." Doch ihre Mutter schalt sie: „Ach Tochter, so ein Unsinn, fängt dies wieder an. Denk lieber daran zu helfen, heute liegt viel Arbeit vor." „Vater, hör doch", bettelte Anna. Doch ihr Vater hob müde den Kopf, „Kind, heute nicht, ich habe schlecht geschlafen, du hast Mutter gehört."

Traurig senkte Anna ihr Haupt, sie kämpfte mit den Tränen. Den ganzen Tag bei der Arbeit ging dieser Traum durch Annas Sinne. Bis sie sich entschied. „Noch heute Nacht mache ich mich auf die Suche", dachte sie. Doch abends im Bette hörte sie es flüstern: „Du wirst dich verirren, du wirst erfrieren, du wirst verhungern." Anna spürte Furcht in sich aufsteigen, doch mutig entgegnete sie: „Nein, nein, meine Großmutter wird mich führen, ich nehme eine Decke und ein Stück Brot mit mir mit." Schnell setzte sie ihr Vorhaben um. Sie wickelte ein Stück Brot und etwas Ziegenkäse in eine alte, zerschlissene Decke und machte sich auf den Weg.

Noch nie war Anna nachts alleine draußen gewesen und sie fürchtete sich sehr. Aus Angst, dass sie wieder umkehren würde, erlaubte sie sich nicht, über ihr tun nachzudenken.

Nach einiger Zeit kam sie zu einem Wald, da, am Rande zu einer Eiche legte sie sich hin und schlief erschöpft ein. Erschrocken fuhr sie aus ihrem Schlafe hoch, etwas hatte sie unsanft gepikst. Noch mehr erschrak Anna, als sie vor sich drei kleine, hässliche schwarze Wesen gewahrte, Wesen, die sie noch nie gesehen hatte. Sie lachten miteinander um die Wette, doch dies klang nicht fröhlich, sondern hässlich und gemein. Anna fröstelte. Das erste Wesen sprach: „Seht dies zerschlissene Kleidchen an", das zweite rief: „Kein einzig gülden Stäubchen dran", und das dritte lachte: „Schaut diese grauen Schuh, so verliert sie ihren Weg im Nu." Wieder ertönte hässliches Gelächter. Anna hob einen Ast vom Boden auf und hieb auf die drei Wesen ein, die daraufhin erschrocken das Weite suchten.

Der Schreck über die gehörten Worte saß Anna in den Gliedern, am liebsten hätte sie geweint, doch keine einzige Träne wollte fließen. Ganz erstarrt schaute sie auf ihre grauen Schuh, in ihr hallten die Worte, *<verliert ihren Weg im Nu>*. Verzweifelt versuchte sie die Schuhe auszuziehen, doch sie waren zu fest gebunden, die Schnürsenkel ließen sich nicht öffnen.

Plötzlich hörte Anna unweit gar unfeine Töne, sofort vergaß sie ihre Schuhe und eilte in den Wald hinein. Da fand sie eine Schildkröte, die rücklings auf der Erde lag, alle vier Beine zappelnd in der Luft. Anna fragte: „Kann ich dir behilflich sein?" Die zappelnde Schildkröte hielt inne und näselte: „Wer immer du bist, deine Hilfe käme mir sehr gelegen." So drehte Anna die Schildkröte wieder auf ihre Beine. Die Gerettete bedankte sich höflich und fragte: „Was machst du hier im Walde?" So erzählte Anna ihre Not: „Kennst du den Weg ins blühende Land?" „Nun", antwortete die Gefragte, „ein Stück des Weges kann ich dich begleiten."

Mit dem Einverständnis ihrer neuen Freundin setzte sich Anna die Schildkröte auf eine ihrer Schultern. Nach einer Weile machten sie Rast, denn Anna war sehr Müde und konnte nicht mehr weiter. Der Wald war sehr dicht, der Boden voller Moos bedeckt.

Sie teilten Brot und Käse miteinander, da fragte die Schildkröte: „Woher hast du diese Schuh?" Ich weiß es nicht", antwortete Anna, „schon immer trage ich sie, diese Schuhe wurden schon vor mir getragen, doch von wem, das weiß ich nicht." „Du solltest sie ausziehen", meinte die Schildkröte weise. „Das kann ich nicht, sie sind zu fest gebunden", jammerte Anna. Da hörten beide ein Weinen und Klagen. Sie schauten nach und fanden eine kleine Schlange, die zwischen zwei Steinen eingeklemmt war. Anna befreite das arme Tier sofort und schaute nach Wunden, aber es waren keine zu finden. Die Schlange bedankte sich und fragte, was sie hier im Walde suche. So erzählte Anna von ihrer Suche nach dem blühenden Land. Die kleine Schlange bot ihre Hilfe an und weil das kleine Tier dem Mädchen sehr gefiel, da setzte sie sich die Schlange auf die andere Schulter, sofort spürte Anna vertrauen und Mut.

So machten sie sich auf und gingen weiter. Doch die Bäume rückten immer näher zusammen, so dicht, dass sie sich bald verirrten. Ratlos schaute Anna in die hohen, mächtigen Kronen, es wurde ihr ganz bang, so hoch waren diese. Da hörten sie ein verzweifeltes Krächzen, so fanden sie einen zerzausten Raben, der in einer hölzernen Falle saß. Geschwind befreite Anna den Raben aus seinem Gefängnis, glättete sein zerzaustes Gefieder und lies ihn wieder fliegen. Der Rabe flog einen hohen Bogen, kam wieder zurück und fragte: „Was machst du hier im tiefen Wald?" „Ich habe mich verirrt, ich suche das blühende Land. Bis hier haben mich die Schildkröte und die Schlange begleitet, doch weiter kommen wir nicht", antwortete das Mädchen. Da flog der Rabe in die Höhe weit über die Baumkronen hinaus und wies so Anna den Weg.

Endlich hatten Anna und ihre Freunde den Wald durchquert, vor sich sahen sie eine weite, dürre, graue Ebene.

„Von hier aus musst du den Weg alleine gehen, hier können wir nicht weiter", sagten ihre Freunde, „zieh dir die Schuhe aus", mahnen die drei, „es sind nicht die deinen."

Wieder versuchte Anna sich die grauen Schuhe auszuziehen, doch ihre Mühe ward vergebens. Die Schuhe schnitten tief ins Fleisch, doch das Mädchen fühlte keinen Schmerz.

So nahm Anna traurig Abschied und ging weiter. Stunde um Stunde lief sie durch die trostlose, graue Gegend, doch überall sah es gleich aus, so dass sie glaubte im Kreise zu gehen. Vor Erschöpfung stolperte Anna über ihre Schuhe und fiel hart zu Boden. „Ach, diese dummen Schuh, so verliere ich den Weg im Nu", dachte Anna.

Sie fühlte sich ohne ihre Freunde so ganz alleine, verzweifelt wünschte sie sich zu weinen, doch Tränen konnten keine fließen. Da spürte sie in ihrer Not etwas Hartes unter ihrer rechten Hand, neugierig griff sie danach.

Ein voller Erde verkrustet Ding hielt das arme Mädchen da in ihren Fingern und als es dies vom Schmutz befreite, da kam ein goldener, mit Edelsteinen besetzter Dolch zum Vorschein. Die Klinge war messerscharf, so dass sie sich in den Zeigefinger schnitt, Blut tropfte aus der Wunde und fiel auf die grauen Schuhe. Nun spürte Anna, wie ihre Fußgelenke schmerzten. Geschwind schnitt sie mit dem Dolch die Schnürsenkel auf und zog sich die grauen Schuhe aus.

Zum ersten Mal in ihrem Leben war sie sich ihrer Füße gewahr. Zum ersten Mal in ihrem Leben spürte Anna, wie ihr Blut bis in die kleinste Zehe floss.

Gerührt fing sie an zu weinen, sie weinte so fest, dass alles ringsum nass wurde, und, oh Wunder, plötzlich veränderte sich das Land, alles wurde blühend, alles fing an zu atmen und zu leben.

Vor sich gewahrte Anna einen Berg, ohne zu wissen, warum, ging sie darauf zu. Mit der zerschlissenen Decke und einem knorrigen Stab in den Händen machte sie sich auf, den Berg zu erklimmen. Es lässt sich nicht beschreiben, was Anna da alles erfuhr, doch je weiter sie aufstieg, desto heller wurde es, die grauen Nebel zogen sich immer mehr zurück, sie sah unter sich das blühende Land, all die Farben und die tanzenden Sonnenstrahlen.

Ohne Rast stieg sie weiter bis zur Spitze und hier, hier spürte Anna endlich die Freiheit wieder, diese Leichtigkeit des Seins. Ringsum sah Anna Bergspitzen, überall, höhere und tiefere.

Sie band die graue, zerschlissene Decke an den knorrigen Stab, da bemerkte sie voller Verwunderung, dass die Decke nicht mehr grau war, sondern in allen Farben leuchtete.

„Die Brücke zur Unendlichkeit", hörte Anna hinter sich.

Wie sie sich umdrehte, da gewahrte sie einen lächelnden Engel. Dieser Engel küsste Anna auf die Stirn und legte ihr einen wundervollen, glänzenden Lichtstein in die Hand.

„Kehre zurück zu deiner Familie und bringe ihnen dieses Licht, damit sie sich nicht mehr fürchten." So sagte er und entfernte sich wieder.

Staunend betrachtete Anna diesen Stein, der so voller Leben in ihrer kleinen Hand lag.

Ja, sie wollte wieder zurückkehren in die graue Welt, sie wollte den Menschen vom blühenden Land und den Bergspitzen erzählen, der Stein sollte Beweis genug sein und dieses Mal würde man ihr zuhören.

Nochmals atmete sie tief ein, bis tief in ihr Herz, bis sie ganz erfüllt war von dieser Leichtigkeit, dieser Kraft, dieser Freiheit. Sie wusste, dass sie all dies nie mehr verlieren würde. Ja, Anna wusste, dass sie immer wieder auf ihre Bergspitze zurückkehren konnte.

Eine wunderschöne Geschichte einer Teilnehmerin nach der systemischen Arbeit und der wundersamen Lösung ihrer Lebensstörungen.

Bis das Leben wieder gelingt

Ich hoffe von ganzem Herzen, dass ich mit meinem Buch „Bis das Leben wieder gelingt" verdeutlichen konnte, dass wir keine Inseln sind, vom Meer isolierte Einheiten. Wir sind auch ganz bestimmt kein biochemisches Funktionswesen, das nur biomolekular behandelt werden kann. *Wir sind in erster Linie soziale Wesen, die aufgrund ihrer geistigen Kraft der Interpretation ihres sozialen Umfeldes in viele körperliche und seelische Störungen geraten können.* Gesundheit erfahren wir eben nicht von einer genetischen Fähigkeit, sondern aus unserem Talent, mit dem sozialen Umfeld zurechtzukommen. Gesundheit, Zufriedenheit und Glück müssen täglich neu gewonnen werden – in der selbständigen Bewegung in der Begegnung mit dem eigenen sozialen Umfeld. Das Abschmelzen von Lebenskonflikten und das Vordringen zu den auf Eis gelegten Gefühlen ist harte, seelische Arbeit. Die Belohnung ist eine selbstbewusste Freiheit, ein selbstbestimmtes Leben und die Hingabe in eine sinnvolle Lebensaufgabe.

Ich wünsche allen Lesern ein gesundes, selbstbestimmtes Leben in der Begegnung mit den Anderen.

In eigener Sache – Die SED®-Methode im Coaching

Konflikte und Verstimmungen haben eine wichtige Funktion für den Bestand sozialer Gemeinschaften und sind insofern nicht Ausdruck eines individuellen Krankseins, sondern eines Krankseins im System. Erfolgreiches Coaching ergibt sich somit aus der Frage, *wie* in sozialen Systemen Menschen gemeinsam ihre Wirklichkeit erzeugen und organisieren. In einer Mehrgenerationsperspektive, begründet auf der erblichen Verwandtschaft der Familienmitglieder, können Störungen und Konflikte beobachtet werden, die Kinder immer wieder in Dreiecksbeziehungen über Generationen involviert, wenn die Konflikte auf der Eltern-Großeltern- oder Paarebene nicht gelöst und so über Generationen weitergegeben werden. Das Aufdecken und Durcharbeiten lang bestehender Generationskonflikte führt bereits zu einer schrittweisen Veränderung der Beziehungen in der Gegenwartsfamilie.

Die grundlegende Überlegung der SED®-Methode ist, dass in einem sozialen System alles gezeigte Verhalten immer auch als ein kommunikatives Angebot verstanden werden kann. Konflikte und Störungen werden hierbei nicht mehr als „Dinge" betrachtet, sondern als Prozesse, die durch eine konsensuelle Koordination von Handlungen der verschiedenen Personen im Familiensystem entwickelt werden. Auf diese Weise werden die Krankheiten nicht mehr generalisiert als Defekt-Symptome, sondern als Prozess-Symptome erkannt. Und Prozesse sind bekanntlich lösbar.

Im systemischen Verständnis haben körperliche und psychische Symptome stabilisierende Funktionen für das Gleichgewicht eines Systems (Homöostase). In der SED®-Methode geht es eben darum, festgefahrene, starre Perspektiven und deren stabilisierende Konfliktebene durch dialektische Angebote zu öffnen und eine Vielfalt von neuen Perspektiven zuzulassen.

Jedes lebende und damit erkennende System muss, um sich orientieren und handeln zu können, die ihn umgebende soziale Umweltkomplexität in eine ihm gemäße Individualkomplexität transformieren. Wirklichkeitsbeschreibungen im Coaching sind daher individuelle Konstruktionen, die immer innerhalb gemeinschaftlicher Systeme entstehen. Das verlangt von Ärzten, Pädagogen, Managern oder Beratern, diese systemischen Grundsätze des menschlichen Daseins kennenzulernen, wertzuschätzen und ihre Arbeit auf diese hin abzustimmen.

Bei der SED®-Methode achten wir mehr auf die Art und Weise der Erzählungen über die Konflikte als auf die Konflikte selbst. *Die „Geschichten" und die damit verbundenen Unterscheidungen und Entscheidungen, die bedeutungsvoll vermittelt werden, bauen Realitäten in Systemen auf.* Unsere Unterscheidungskraft macht uns erst zum Individuum und ist gleichzusetzen mit dem „Urknall der Realitätskonstruktion". Wir erfahren, welche „Geschichten" eigentlich das Leben oder die Familie regieren.

Unsere respektvolle Rolle ist dabei, mit grenzenloser Neugier und aus einer Position des Nichtwissens heraus die Bedeutungen des Klienten kennenzulernen, sie zu verstehen und so den Klienten für seine eigenen Erzähltraditionen zu sensibilisieren. *Durch den Dialog kommt es allmählich zu einer wechselseitigen Bestätigung neuer, lebensaufbauender Bedeutungen.*

Die Welt der Krankheit ist systematisiert und kartographiert. Über die Welt des Kranken selbst, die Welt des subjektiven Empfindens von Kranksein, von seelischer Not und Elend hingegen wissen wir wenig. Es ist die Welt des sprachlosen Leids, der stillen Tiefe der Not, der Ohnmacht, des Verlorenseins und des Ausgeliefertseins an eine naturwissenschaftliche Hightech-Medizin und deren meist unterentwickelten Fähigkeit zum Mitleid, zum Mitgefühl und zu einem empathischen Dialog. Das Ergebnis klinischer Gesprächsreflexion kann kein wahres Verständnis der Natur psycho-sozialer Probleme und ihrer Lösungen sein. *Zugespitzt formuliert heißt dies, dass „festgefahrene" Patienten, die im Hervorbringen ihrer individuellen und sozialen Welt Probleme erzeugt haben, vielfach auf „festgefahrene" Therapeuten treffen.*

Wir brauchen nicht nur den wissenschaftlich-technologischen Fortschritt in der Medizin, sondern – noch viel dringender – einen Fortschritt im Dialog zwischen der Medizin und den Menschen, die zu ihr Zuflucht nehmen. *Krankheit ist in erster Linie eine emotionale Leidensgeschichte und danach erst eine Geschichte organischer Funktionsstörungen.* Der Schrei der Patienten nach kommunikativer Zuwendung wird das Medizinsystem verändern. Eine systemorientierte Dialektik und Handlungsweise in der Medizin ist nicht nur ein peripheres, sondern das zentrale Gebot von Heilungsprozessen.

Die SED®-Methode führt im Dialog daher so viel Neues, Unerwartetes, Öffnendes, Verstörendes und produktiv Zufälliges ein wie unerlässlich erscheint, um das Problemsystem zu destabilisieren, also eine heilsame Verstörung auszulösen. Dabei muss der Coach vor allem Respekt wahren, denn nur so entsteht ein Klima des Vertrauens, das zu dem Wagnis ermutigt, Neues zu erproben und den auf subjektive Gewissheit basierenden Konflikt aufzugeben.

Die hier vorgestellte SED®-Methode zeigt auf, dass eine systemische Arbeit eine bedeutende Möglichkeit darstellt, die dem Klienten zugute kommt. Die systemisch-soziologische Sichtweise bringt eine höhere Vielfalt der Perspektiven, vermindert Einseitigkeiten und wird mit einer hohen Effektivität belohnt. In der radikalen Systemtheorie gilt jedoch folgendes

Gebot: *Man muss fühlen, was gut ist. Die Entscheidung liegt immer im eigenen Gefühl. Keine Theorie der Welt kann davor bewahren oder die Entscheidung abnehmen.*
Weitere Informationen über die Ausbildung zum SED®-Coach erhalten Sie gern auf Anfrage.

Der soziale Körper® – Ein faszinierendes Seminar

Dieses Seminar gibt präzise, relevant und ohne Umschweife Antwort darauf, wie zwischenmenschliche Beziehungen und Erlebnisse unseren Körper beeinflussen und verändern.
Die Vorstellung, dass unsere Gene, die Bausteine unseres Körpers, auf eine starr festgelegte Art und Weise funktionieren und die Verantwortlichen allen körperlichen Übels sind, ist falsch.
Vielmehr sollten wir den Körper in den Mittelpunkt sozialer Interaktion rücken. Alles, was wir geistig tun, seelisch fühlen und in sozialen Beziehungen gestalten, findet seinen Niederschlag auch immer in unseren körperlichen Strukturen. Unser Körper führt also kein auf sich gestelltes „autistisches" Eigenleben, sondern bildet mit seiner sozialen Umgebung eine „Einheit des Überlebens". Dieser Zusammenhang hat eine hohe gesundheitliche Relevanz und erfordert ein Umdenken in der Medizin. Ein Konzertflügel kann für sich alleine keine Musik machen. Das Instrument genügt nicht, es muss jemand auf ihm spielen. Damit stellt sich die Frage, wer oder was spielt auf unserem Körper? Das Seminar gibt Antworten darauf, die in der Vergangenheit teilweise zu unerwarteten und phänomenalen Resultaten im Leben vieler Menschen führten.

Das Seminar richtet sich an Menschen, die Interesse und Freude haben, faszinierende Kenntnisse über den Zusammenhang von Körper, sozialen Beziehungen und Krankheit zu erfahren oder im Rahmen ihrer therapeutischen Aufgabengebiete, wie Ärzte, Heilpraktiker, Coach usw., tätig sind.

Denn dieses Seminar nähert sich den Kernfragen nach Gesundheit und Krankheit. Es geht um das Ausloten und Betrachten der Schnittstelle, an der Krankheit entsteht. Und vor allem: Wie können wir verhindern, dass der Körper erkrankt?

Die aktuellen Veranstaltungstermine finden Sie auf meiner Homepage.

Körpersoziologie – Eine junge Teildisziplin

Die Soziologie des Körpers ist eine junge Teildisziplin der Systemtheorie, die das wechselseitige Verhältnis von Körper und sozialer Gesellschaft untersucht: Wie prägen gesellschaftliche Werte und Normen, Wissens- und Ideensysteme und familiäre und berufliche Strukturen den menschlichen Körper? Wie wird soziale Wirklichkeit durch körperliche Praktiken her- und dargestellt, wie durch eigenleibliches Spüren gestützt, verändert oder in Frage gestellt?

Das Konzept des in sozialspezifischen Zusammenhängen eingebetteten Körpers erweist sich dabei für die Lösung von chronischen Krankheiten, Lernstörungen und psychischen Konflikten als sehr hilfreich. Die gesellschaftlichen Diskurse um Geschlechtsrollen, Körperbilder und Beziehungsformen führen zu Unsicherheiten und zu neuen Begründungsverpflichtungen. Die so von Selbstverpflichtung und Selbstkontrolle erzwungene rationale Lebensführung führt direkt zu psychosomatischen Ausweich- und Kompensationsreaktionen des Körpers. Diese „Sozialisationsgeschichte" gilt es, fall- und sozialspezifisch aufzudecken, um die Wege und Mechanismen, die zur Entwicklung von chronischen Krankheiten führen, zu rekonstruieren und damit einer Lösung zuzuführen.

Anhang

Wollen Sie mehr über meine Arbeit erfahren? Auf meiner Website *www.simplepower.de* finden Sie interessante Texte zum Herunterladen und aktuelle Seminar- und Vortragstermine.
Meine Postanschrift lautet:

Hans-Peter Hepe
Simple Power – Das Programm für körperliche und mentale Freiheit
Jägerkoppel 12
D – 22393 Hamburg

Telefon	0049 (0)40 63919403
Telefax	0049 (0)40 6401450
E-Mail	info@simplepower.de
Internet	www.simplepower.de
Blog	www.simplepower.blog.de

Ich arbeite ständig an der Weiterentwicklung des systemischen, energetischen und soziologischen Ansatzes des Körpers und freue mich über jeden ernst gemeinten Dialog und Austausch. Bitte haben Sie Verständnis, dass ich aufgrund des positiven Interesses nicht jede einzelne Anfrage umgehend beantworten kann. Mit meinen Seminaren und Vorträgen möchte ich meine Erkenntnisse weitergeben, Interessierte informieren und die Entwicklung der Körpersoziologie unterstützen und fördern. Sie können von meinen Seminaren, Trainings und Vorträgen erwarten, dass Sie frische, wesentliche Entwicklungsschritte machen werden und sie richten sich an Menschen, die den systemischen Ansatz und die Körpersoziologie für sich selbst und für ein partnerschaftliches Arbeiten erlernen möchten, darüber hinaus auch an Kollegen und Kolleginnen, die im sozialen, pädagogischen, medizinischen, spirituellen oder therapeutischen Bereich beruflich tätig sind. Die von mir entwickelte SED®-Methode eignet sich gut als beraterische Zusatzausbildung.

In meinem Blog www.simplepower.blog.de finden Sie Hunderte von Einzelinformationen über alle wichtigen Themen rund um körperliche und mentale Freiheit.

Bereits im Juni 2009 bei Books on Demand erschienen:

Hans-Peter Hepe

Der soziale Körper I

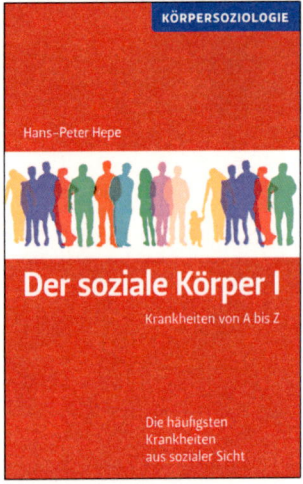

Krankheiten von A bis Z
Die häufigsten Krankheiten aus sozialer Sicht

Paperback, 140 Seiten
ISBN: 978-3-8370-5237-4

Das Buch „Der soziale Körper I" bringt die sozialen Hintergründe der wichtigsten chronischen Krankheiten auf verständliche Weise nahe, denn hinter jeder körperlichen Störung steht eine soziale Beziehungsgeschichte. Nicht nur im Krankheitsfall sollte es uns wichtig sein, ein tiefes Verständnis für die Funktionsweise unseres Körpers in seinem sozialen Milieu zu entwickeln. Dazu gehört eben auch, nicht nur über umweltbedingte, sondern auch über soziale umfeldbedingte Risikofaktoren informiert zu sein. Erst dann ist eine nachhaltige Genesung möglich.

Weitere geplante Titel in der Reihe „Körpersoziologie":

Der soziale Körper II
Die wichtigsten Organe und ihre soziale Bedeutung
Voraussichtlicher Erscheinungstermin: November 2009

Der Andere in mir!
Herz-Kreislauf-Erkrankungen aus sozialer Sicht
Voraussichtlicher Erscheinungstermin: November 2009

Hans-Peter Hepe

Bis das Leben wieder gelingt!

Was uns krank macht und was uns heilt

Die häufigsten Krankheiten,
Konflikte und Krisen aus sozialer Sicht

Bibliografische Information der Deutschen Nationalbibliothek
Die Deutsche Nationalbibliothek verzeichnet diese Publikation
in der Deutschen Nationalbibliografie; detaillierte bibliografische
Daten sind im Internet über http://dnb.d-nb.de abrufbar.

© 2009 Hans-Peter Hepe
Umschlagdesign, Satz, Herstellung und Verlag:
Books on Demand GmbH, Norderstedt
ISBN 978-3-8370-5311-1